AF474203

LES ACTUALITÉS MEDICALES

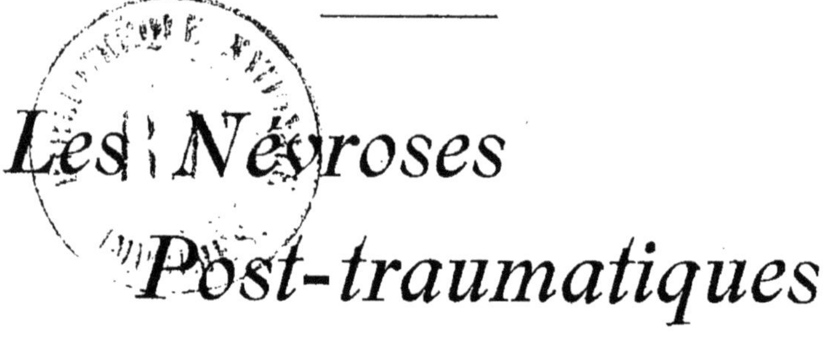

Les Névroses Post-traumatiques

LES ACTUALITÉS MÉDICALES

Collection de volumes in-16, de 96 pages, cartonnés. Chaque volume : 1 fr. 50

APERT. *Les enfants retardataires.*
— *La Goutte et son traitement.*
AUVRAY. *Diagnostic de l'Appendicite.*
BARBIER et **ULMANN.** *La Diphtérie.*
BÉCLÈRE. *Les Rayons de Röntgen et le Diagnostic des Maladies.* 3 vol.
BERNARD (Léon). *Le Pneumothorax artificiel.*
BORDIER. *Les Rayons N et les Rayons N_1.*
BOUFFE DE SAINT-BLAISE. *Les Auto-intoxications de la grossesse.*
BRAQUEHAYE. *La Gastrostomie.*
BROUARDEL. *Les Accidents du travail.* 2e éd.
CARNOT. *Les Régénérations d'organes.*
CATHELIN. *Le Cloisonnement vésical.*
CERNÉ et **DELAFORGE.** *La Radioscopie clinique de l'estomac.*
CHANTEMESSE et **BOREL.** *Mouches et Choléra.*
— *Moustiques et Fièvre jaune.*
CHAVANNE. *Le Traitement de la Surdité.*
CHIPAULT. *Chirurgie nerveuse d'urgence.*
CLAUDE. *Cancer et Tuberculose.*
COLLET. *L'Odorat et ses Troubles.*
COURMONT et **DOYON.** *Le Tétanos.*
DAUSSET. *L'Air chaud et le Froid en thérapeutique.*
DELHERM et **LAQUERRIÈRE.** *L'Ionothérapie électrique.*
DENY et **CAMUS.** *Les Folies intermittentes.*
DENY et **ROY.** *La Démence précoce.*
DOR. *La Fatigue oculaire.*
EMERY. *Le Traitement de la syphilis.* 2e édit.
ENRIQUEZ et **SICARD.** *Les Oxydations de l'Organisme.*
FROUSSARD. *Le Traitement de la Constipation*, 2e édit.
GAREL. *Le Rhume des Foins.*
GASTOU. *L'Ultramicroscope.* 2e édit.
— *Les Maladies du Cuir chevelu.* 2e édit.
— *Hygiène du Visage.*
GASTOU et **GIRAULD.** *Diagnostic de la Syphilis.*
GAULTIER. *Technique de l'exploration du Tube digestif.*
— *Calculs biliaires et Pancréatites.*
— *Les Dilatations de l'Estomac.*
— *Les Opsonines.* 2e édit.
GILBERT et **LION.** *La Syphilis de la Moelle.*
GILLES DE LA TOURETTE. *Les Myélites syphilitiques.*
— *Le Traitement de l'Épilepsie.*
GOUGET. *L'Artériosclérose et son traitement.* 2e édit.
GRASSET. *Diagnostic des Maladies de la Moelle.* 3e édit.
GRASSET. *Diagnostic des Maladies de l'Encéphale.* 2e édit.
GUISEZ. *Trachéobronchoscopie et Œsophagoscopie.*
HORAND. *Syphilis et Cancer.*
JOUAUST. *Les Traitements des Entérites.*
KEIM. *Les Médications nouvelles en obstétrique.*
LABBÉ (H.). *Les Médications reconstituantes.*
— *La Diathèse urique.*
LABBÉ (M.). *Le Cytodiagnostic.* 2e édit.
— *Le Sang.* 2e édit.
LANNOIS et **POROT.** *Les Thérapeutiques récentes dans les maladies nerveuses.*
LEGUEU. *Le Rein mobile.*
LE NOIR. *L'Obésité et son traitement.*
LÉPINE. *Le Diabète.* 2 vol. 2e édition.
LÉVY et **BAUDOIN.** *Les Névralgies et leur traitement.*
LIPPMANN. *Le Pneumocoque.*
MARFAN. *Le Rachitisme.*
MAUBAN. *L'Arthritisme.*
— *L'Acétonurie et son traitement.*
MILIAN. *Traitement de la Syphilis par le 606.*
MINET et **LECLERCQ.** *L'Anaphylaxie.*
MOSNY. *La Protection de la santé publique.*
MOUCHET. *Chirurgie intestinale d'urgence.*
NATTAN-LARRIER. *Les Médications préventives.*
NICOLAS et **JAMBON.** *Hygiène de la peau et du cuir chevelu.*
OPPENHEIM et **LŒPER.** *La Médication surrénale.*
PAUCHET. *Chirurgie des Voies biliaires.*
PÉHU. *L'Alimentation des enfants malades.*
POUSSON. *Traitement chirurgical des Néphrites médicales.*
RAIMONDI. *Puériculture et Pouponnières.*
RÉGNIER. *La Mécanothérapie.*
— *Radiothérapie et Photothérapie.*
RICHE. *Les Etats neurasthéniques.*
ROUX (J.). *Les Névroses traumatiques.*
SACQUÉPÉE. *Les Empoisonnements alimentaires.*
SAINTON et **DELHERM.** *Les Traitements du Goitre exophtalmique.*
SEZARY. *Tuberculinothérapie et sérothérapie antituberculeuse.*
TEISSIER. *Les Albuminuries curables.*
TRIBOULET et **COYON.** *Le Rhumatisme articulaire aigu en bactériologie.*
VASCHIDE et **PIÉRON.** *Psychologie du Rêve.*
VILLEMIN. *Le Canal vagino-péritonéal.*
WICKHAM et **DEGRAIS.** *Le Radium dans le traitement du Cancer.*
WIDAL et **JAVAL.** *La Cure de Déchloruration.* 2e édit.
ZIMMERN. *La Fulguration.*
ZIMMERN et **TURCHINI.** *Courants de haute fréquence et d'Arsonvalisation.*

LES ACTUALITÉS MÉDICALES

Les Névroses Post-traumatiques

HYSTÉRIE, NEURASTHÉNIE, SINISTROSES

PAR

le Dr J. ROUX
MÉDECIN DES HÔPITAUX DE SAINT-ÉTIENNE

Préface du Professeur J. TEISSIER

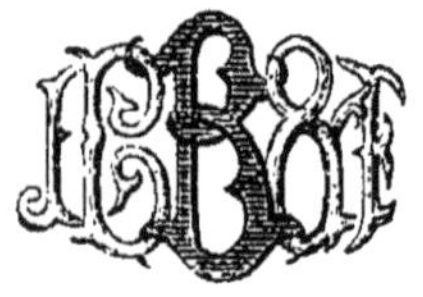

PARIS
LIBRAIRIE J.-B. BAILLIÈRE ET FILS
19, RUE HAUTEFEUILLE, 19

1913

LES

NÉVROSES POST-TRAUMATIQUES

HYSTÉRIE — NEURASTHÉNIE — SINISTROSES

PRÉFACE

Des affections pieuses ont tenu à ce que les dernières pensées d'un homme, qui comptait déjà parmi les neurologistes les plus distingués de notre pays, ne fussent pas perdues pour la science. C'est ce qui les a déterminées à publier ce petit livre auquel Joanny Roux travaillait avec passion, lorsqu'une destinée imbécile est venue brutalement interrompre son rêve.

Bien que trois années aient passé depuis l'accident fatal, en relisant ces pages pleines de clarté, d'idées originales, de vues philosophiques très hautes, il nous a semblé qu'elles n'avaient pas vieilli; bien plus, elles nous sont apparues *comme d'une actualité prenante.* A l'heure où toutes les questions relatives à la législation des accidents du travail se posent avec une nécessité impérieuse, et soulèvent les problèmes sociaux les plus graves, où la tâche de l'expert, soucieux d'être juste, apparaît comme de plus en plus délicate, placé qu'il est entre des intérêts opposés mais également respectables, — au lendemain surtout du Congrès de Düsseldorf, — nous avons pensé que cette publication serait bien accueillie, puisqu'elle ne peut manquer d'être utile.

Sans doute l'œuvre est inachevée, et deux points sur

lesquels l'auteur s'appliquait à exercer sa sagacité si subtile — le diagnostic de la simulation chez les sinistrés, et le rôle de l'hystérie dans les manifestations de la sinistrose — manquent à l'appel, restés qu'ils sont à l'état de notes rudimentaires, trop écourtées. Aussi nous sommes-nous refusé à donner à ces deux chapitres une forme définitive : il nous a semblé qu'en jetant sur l'œuvre du jeune maître l'*illusion de l'unité et de l'achevé*, nous nous exposions à dénaturer sa pensée. C'est pourquoi nous avons tenu à respecter *intégralement* son texte : le lecteur regrettera peut-être cette lacune ; il n'en appréciera que mieux l'importance du vide si prématurément creusé.

D'ailleurs, tel qu'il est, ce livre contient des choses excellentes : des descriptions cliniques précises, des syndromes bien schématisés, ayant comme la valeur de définitions claires et concises ; des distinctions parfaites entre la névrose traumatique et l'hystérie, la neurasthénie traumatique, et la sinistrose, etc.; et cette mise en lumière si pratique du rôle des dispositions morales préalables au traumatisme sur l'orientation du blessé dans des sillons différents : le résigné marchant à la neurasthénie, alors que le révolté ou les débiles mentaux feront de la sinistrose; — comme les tares viscérales qui vont précipiter les déchéances dans les organes précédemment frappés de méiopragie, mais tares qui restaient latentes grâce à l'*entraînement* qui masquait leur existence.

Avec quel intérêt, voire même avec quel profit, ne lira-t-on pas le chapitre consacré aux lésions de la *commotion cérébro-spinale* d'origine traumatique... et comme on comprendra vite l'importance des grands symptômes qui s'y rattachent : l'amnésie révélatrice, l'asthénie souvent unilatérale, les vertiges à oscillations latérales, — vertiges d'instabilité motrice rappelant parfois la démarche cérébelleuse, — l'ébauche de Kernig sans lymphocytose céphalo-rachidienne, enfin ces modifications incertaines des réflexes donnant la sensation de *quelque chose d'imprécis, mais cependant d'organique*, sans qu'il y ait diminution du tonus comme dans la neurasthénie : tous accidents qui survivent à la solution du procès et comportent une thérapeutique judicieuse et opportune, d'autant plus qu'ils peuvent conduire à la démence post-traumatique.

Mais cela n'est qu'un exemple destiné à montrer dans quel esprit essentiellement pratique Joanny Roux avait conçu son œuvre : esprit pratique, conseils très sages que l'on retrouve à chaque pas, — et surtout à propos de la sinistrose qu'une parole imprudente du médecin, comme l'*appât des indemnités problématiques*, peuvent développer chez le débile, en s'ajoutant à la misère, pour créer chez lui « cette obsession grandissante qui va submerger à son profit toute l'activité mentale ». — « Sans être moins bienveillant, on devient plus sévère », et l'expert mieux averti rendra d'autant plus de services au blessé, qu'il saura parfois l'arrêter sur la pente au bas de laquelle celui-ci risque trop souvent de sombrer.

Quant à nous, qui depuis plus de vingt ans nous étions attaché à cette nature d'élite, après avoir senti tout ce que son esprit contenait de distinction et de charme, son cœur de dévouement et d'exquise sensibilité, nous avions plaisir à recourir à son affectueuse collaboration et parfois à ses conseils. Aussi, c'est avec une douloureuse émotion que nous avons retrouvé, dans le manuscrit que Roux nous a laissé, les qualités brillantes qu'on devinait déjà dans sa thèse inaugurale, qu'il mettait en pleine lumière dans cet excellent petit *Précis des maladies du système nerveux* qu'il nous priait de présenter au public médical, et auxquelles il donnait enfin libre cours dans des *œuvres plus intimes*, où il livrait à nu son âme de penseur et d'artiste, toujours de plus en plus avide de science, de justice et de beauté. Dans ce livre, même inachevé, perce la même clarté, se dégage la même méthode appuyée sur un sens pratique particulièrement affiné, la même précision dans l'argument, la même sévérité dans la critique.

Ceux qui liront ces pages comprendront bien vite ce que valait l'homme qui les a écrites; ils penseront, comme nous, que son nom ne doit pas être oublié.

Professeur J. Teissier,
Associé national de l'Académie de médecine.

Lyon, le 11 décembre 1912.

INTRODUCTION

Il est peu de questions aussi obscures que celle des troubles nerveux fonctionnels post-traumatiques. Actuellement, après avoir, par un examen approfondi, éliminé toutes les hypothèses de lésions organiques possibles, après d'autre part s'être convaincus que leur blessé n'est pas un simulateur, la plupart des experts mettent, trop souvent au petit bonheur, le diagnostic d'*hystérie* ou de *neurasthénie* traumatique ; les opportunistes, celui d'*hystéro-neurasthénie* ; les prudents, ceux qui ne veulent pas se compromettre, celui de *névrose traumatique.* Cela ne cache souvent que l'absence de diagnostic. Et, avec la confusion et l'obscurité qui règnent sur cette question, il faut bien avouer qu'il est parfois impossible de faire autrement.

La raison de cette obscurité et de cette confusion est double. C'est d'abord qu'il est souvent très difficile d'éliminer toute hypothèse de troubles organiques : nous verrons qu'il y a lieu de créer une classe provisoire de troubles, dans laquelle il est probable qu'il existe des lésions, la *commotion cérébro-spinale prolongée.* C'est ensuite que les troubles purement fonctionnels n'ont pas une pathogénie univoque et qu'il faut distinguer des *espèces,* ne pas tout mettre dans le même panier, en somme, faire un diagnostic. Nous verrons que l'hystérie et la neurasthénie traumatiques existent bien, mais qu'il ne faut en faire le diagnostic qu'à bon escient ; qu'il faut probablement abandonner le diagnostic d'hystéro-neurasthénie, comme ne signifiant pas grand'chose, et celui de névrose traumatique, parce que ce terme trop vague a des significations différentes suivant celui qui l'emploie ; qu'enfin il existe d'autres états névropathiques, en particulier celui que Brissaud a récemment décrit sous le nom de *sinistrose.*

Le but de ce petit livre n'est pas de faire un exposé complet, mais seulement d'essayer de mettre un peu d'ordre dans la question.

I. — HISTORIQUE

Après la description du *railway-spine* par Erichsen (1866) et les auteurs anglais (Lidell, Skey, Syme, Morris, Savory), les observations se multiplièrent, d'abord parce que dès cette époque se posa la question des indemnités pécuniaires, et ensuite parce que la description était assez vague, la nature et la pathogénie de ces accidents assez obscures, pour qu'on pût y faire rentrer tout ce qu'on voulut. Il faut bien noter qu'à cette époque, et pendant près de vingt ans, on admit qu'il s'agissait de lésions organiques : Erichsen, Erb parlèrent de méningo-myélite ; Westphal, de sclérose multiple (1878) ; Leyden (1) admit les conclusions d'Erichsen (1870). Avec la description plus complète des accidents cérébraux, le railway-spine devint le *railway-brain* ; on parla d'encéphalite.

L'opinion contraire, celle de la nature inorganique de ces accidents, prit peu à peu naissance avec Charcot (2) qui montra le rôle possible du traumatisme dans la provocation des accidents d'hystérie locale (1878), avec Moeli (3) qui fit remarquer le rôle prépondérant de l'émotion (1881), enfin surtout avec Putman (4), en

(1) Voir Erichsen, On railway and other injuries. London, 1866. — Skey, *Medic. Times*, 1866. — Morris, On shock. Londres, 1867. — Westphal, *Charite Annalen*, 1868. — Leyden, Traité des maladies de la moelle, traduction française, Paris, 1879.

(2) Charcot, *Progrès médical*, 1878.

(3) Moeli, *Berliner klin. Woch.*, 1881, nº 6.

(4) Putman, *Americ. Journal of neur. and psych.*, août 1884.

Amérique (1884), Walton (1) en Angleterre (1884), qui développèrent la doctrine de l'hystérie traumatique. Pendant qu'avec les leçons de Charcot (1885) cette doctrine prenait de l'ampleur et de l'autorité, apparaissait en Allemagne la névrose traumatique d'Oppenheim et Thomsen (2) (1885).

En de nombreux travaux et discussions de Sociétés savantes, ces deux doctrines s'opposèrent l'une à l'autre : d'un côté l'affirmation qu'il n'y a, dans les troubles nerveux post-traumatiques, *rien de spécial* et *rien d'organique*, mais qu'il s'agit purement et simplement d'hystérie, et d'une hystérie que rien ne distingue de celle qui a une autre origine ; d'autre part, la croyance en une *maladie toute spéciale*, probablement de *nature organique*, la névrose traumatique.

Admise sans conteste en France, en Angleterre et en Amérique, la doctrine de Charcot et de ses élèves [Berbez (3), Guinon (4), Bouveret (5), Blum (6)] ne parvint jamais à triompher complètement en Allemagne. Oppenheim (7) — 1889 et 1898 — lui fit une place, mais maintint sa névrose traumatique.

D'autre part, des protestations se firent entendre soit au point de vue de l'état mental, soit au point de vue de lésions organiques possibles. Moeli range certains de ces accidents dans les démences traumatiques simples, Fürstner dans les psychoses, Kræpelin en fait une « schreckneurose » (8), Vibert (9) (1893) et

(1) WALTON, *Boston med. and surgic. Journal*, 1884.

(2) THOMSEN, *Arch. für Psych. and Nervenkrankheit.*, 1884 et 1885.

(3) BERBEZ, Thèse de Paris, 1887.

(4) GUINON, Thèse de Paris, 1889.

(5) BOUVERET, La neurasthénie, 1891.

(6) BLUM, Hystéro-neurasthénie traumatique, 1893.

(7) OPPENHEIM, Die traumatischen Neurosen, Berlin.

(8) Voir BLOCH, Zur Geschichte der traumatischen Neurose (*Mediz. Klin.*, 1906, n° 45, p. 1167).

(9) VIBERT, La névrose traumatique. Paris, 1893. — Étude sur les accidents de chemin de fer, 1888.

Crocq (1) (1896) admettent encore l'encéphalomyélite d'origine traumatique.

La doctrine de Charcot est restée triomphante jusque vers 1900. Il faut noter que c'était l'époque où l'hystérie envahissait toute la neurologie. Capable de tout faire, disait-on, elle pouvait aussi tout expliquer. Avec la notion de la neurasthénie traumatique de Page (2) (1885), conception en tout semblable à celle de l'hystéro-traumatisme, avec la combinaison savante de ces deux maladies, avec l'hybride hystéro-neurasthénie, on avait le moyen d'expliquer le plus commodément du monde tous les troubles nerveux post-traumatiques.

Depuis dix ans, la face des choses a peu à peu changé. L'hystérie s'est émiettée, ce n'est plus la maladie à tout faire ; elle peut encore expliquer quelques paralysies, quelques contractures, certaines hyperesthésies, mais c'est tout. Les troubles trophiques et les œdèmes hystériques n'existent plus ; les stigmates, qui firent diagnostiquer à tort tant d'hystéries, n'ont plus aucune importance. On peut hardiment déclarer que si l'hystérie traumatique existe bien, elle est infiniment plus rare qu'on ne l'avait dit. Il ne faut la diagnostiquer qu'à bon escient.

La neurasthénie a subi un peu le même sort. Par l'imprécision et le caractère presque uniquement subjectif de ses symptômes, elle se prêta à l'explication de tous ces cas où, avec des souffrances multiples accusées par le blessé, on ne trouve à peu près rien d'objectif. En ces dix dernières années, on a distingué des neurasthéniques — les psychasthéniques, les états mélancoliques, certains intoxiqués, enfin des troubles mentaux particuliers, que nous aurons à décrire. En se précisant, son domaine s'est

(1) Crocq fils, Les névroses traumatiques. Bruxelles, 1893.

(2) Page, Injuries of the spine and spinal cord without apparent mechanical lesion and nervous shock. Londres, 1885. — Id., Railway Injuries. Londres, 1891.

limité. La neurasthénie traumatique existe ; plus fréquente que l'hystérie, elle n'explique cependant, comme elle, qu'un nombre de cas restreints.

Que dire maintenant de l'hystéro-neurasthénie, si ce n'est qu'elle a été le *caput mortuum* des innombrables cas inexpliqués? Lorsqu'on lit les observations de Charcot et de ses élèves, on est frappé tout d'abord de ce fait que l'hystéro-neurasthénie est diagnostiquée beaucoup plus souvent que l'hystérie ou la neurasthénie pures. C'est ainsi que Bouveret, par exemple, range dans l'hystéro-neurasthénie les trente-trois observations publiées par Oppenheim sous le titre de névrose traumatique. Ce devrait être le contraire évidemment. Si, par exemple, il y a un cas d'hystérie sur dix accidents, et autant de neurasthénie, les chances de la combinaison fortuite de ces deux maladies seront en bonne logique mathématique de $1/10 \times 1/10 = 1/100$. Et qu'on n'objecte pas que l'une attire l'autre, car ce sont deux maladies psychologiquement très différentes, n'ayant de commun que le terrain névropathique. Si l'on pèse ensuite le contenu de chaque observation, on voit qu'on y a tout mis : des troubles mentaux variés, du délire hallucinatoire, hypocondriaque ou mélancolique, de l'excitation maniaque, voire même des idées de grandeur ou de persécution ; de l'automatisme ; des amnésies, de la diminution des facultés ; des signes de lésions organiques, le Romberg, de l'inégalité pupillaire, des paralysies oculaires, de la polyurie, de la glycosurie ; des troubles viscéraux variés, même de la fièvre... De l'hystérie, tous ces malades ne présentent en général que les stigmates, qui n'ont aucune importance ; de la neurasthénie, ils ont les céphalées, les rachialgies, l'insomnie, les plaintes et l'asthénie, tous symptômes absolument banaux, communs à un grand nombre d'états pathologiques.

C'est là un exemple de l'action qu'a eue Charcot sur toute la pathologie nerveuse. Il lui a rendu le plus grand et le plus mauvais service. Il l'a systématisée et tirée de l'obscurité et de la confusion; mais, en la systématisant, il l'a immobilisée pour vingt ans. Son système était trop solidement établi. Quoi de plus commode, en effet, en ce qui concerne les troubles post-traumatiques ! Pourvu qu'avec l'absence de signes objectifs, le blessé accusât des céphalées, des vertiges, des maux de reins, de l'insomnie, — et c'est là monnaie courante chez tous les blessés qui réclament une indemnité, — on recherchait les stigmates d'hystérie ; on les trouvait sûrement parce qu'on les créait ; le diagnostic paraissait irréfutable. On est devenu plus difficile et il semble bien qu'on doive abandonner l'hystéro-neurasthénie, à part peut-être de très rares cas où, grâce à une prédisposition névropathique très marquée et facile à déceler par l'étude des antécédents, le blessé réalise cette association que le traumatisme ne crée pas, mais dont il met en évidence quelques manifestations.

Que faire alors de tous ces troubles qui restent inexpliqués ?

Dans ce petit livre, après avoir dit dans quelles limites doivent, à notre avis, être enfermées l'hystérie et la neurasthénie traumatiques, nous essayerons de montrer qu'on peut ranger les autres troubles en trois catégories :

1° Dans un premier groupe de faits, lorsqu'il y a eu un choc physique violent : traumatisme cranien, chute d'un lieu élevé, ébranlement de tout le corps, même s'il n'y a aucun signe objectif certain de lésion organique, nous rattacherons les troubles à la *commotion cérébro-spinale.*

2° Sous le nom de *méiopragies organo-traumatiques*, nous décrirons des troubles liés soit à la sclérose, soit à l'involution sénile, qui étaient en imminence au moment du traumatisme, que celui-ci n'a fait que précipiter et mettre en évidence d'une façon précoce.

3° Nous ferons enfin un dernier chapitre sur cet état

mental particulier qui est la conséquence non du traumatisme lui-même, mais de ses suites légales, et que l'on a décrit récemment sous le nom de névrose d'attente, névrose de désir ou celui, plus pittoresque, que nous adopterons, de *sinistrose.*

II. — DE L'HYSTÉRIE TRAUMATIQUE

§ 1. — NATURE ET PATHOGÉNIE DE L'HYSTÉRIE

Pour bien comprendre, et enfermer dans les limites qui leur conviennent, les manifestations de cette maladie, il faut d'abord avoir une conception nette de l'hystérie, telle qu'elle se dégage des travaux récents.

C'est Babinski surtout qui a contribué à *démembrer l'hystérie traditionnelle*, suivant son expression. Depuis 1901, dans une série de travaux, et surtout au Congrès de Genève (1907) et à la Société de neurologie (1908), il a eu le mérite d'établir définitivement : 1° que les prétendus stigmates n'avaient aucune espèce d'importance, attendu qu'ils étaient le résultat de la suggestion produite par l'examen, comme l'avaient déjà dit Bernheim et Schultze (de Bonn) (1) ; 2° qu'il fallait délibérément rattacher à la supercherie consciente et plus ou moins volontaire les œdèmes, les troubles trophiques, la fièvre que l'on croyait autrefois pouvoir être produits par l'hystérie ; 3° que cette maladie était également incapable de produire des troubles viscéraux tels qu'hémoptysies, hématémèses, hématuries, anurie... Comme, d'autre part, il a montré que très souvent on a pris pour des accidents hystériques, soit des lésions organiques indubitables, soit d'autres états névropathiques, l'hystérie s'est trouvée réduite, comme nous l'avons dit, à part la crise, à quelques paralysies,

(1) SCHULTZE (de Bonn), *Congrès des neurologistes allemands*, Bade, 1891.

quelques contractures, certains mouvements anormaux, quelques troubles de la sensibilité.

Ce démembrement de l'hystérie n'a pas été l'œuvre d'un seul homme, mais de toute une époque, à partir de la mort de Charcot. Il faut laisser à Babinski le très grand mérite d'avoir précisé les notions ci-dessus, et opiniâtrement lutté pour les faire triompher. A la dernière discussion de la Société de neurologie, admises à la très grande majorité, elles ont soulevé quelques doutes, mais pas de contradictions sérieusement motivées. Nous les admettons sans réserves ; il y a d'ailleurs dix ans que nous avions cessé de rechercher les stigmates de l'hystérie ; quant aux œdèmes, troubles trophiques, troubles organiques,... il ne nous avait jamais été donné d'en attribuer à l'hystérie.

Babinski a été moins heureux quand il s'est agi de faire accepter sa définition des accidents hystériques. Il ne considère comme tels que ceux dont la suggestion est susceptible de provoquer l'apparition et la disparition et qui sont curables par la persuasion. Il les appelle des accidents pithiatiques (de πειθω, persuasion, et ατος, guérissable). L'hystérie est dès lors un état qui rend les sujets qui en sont atteints capables de s'auto-suggestionner.

Cette définition a le tort de définir une chose par une autre chose guère mieux définie. Il est aussi difficile de délimiter la suggestion que l'hystérie. Aussi Babinski a-t-il trouvé sur ce point des oppositions irréductibles.

Il lui aurait été facile de présenter ses idées sous une forme plus aisément acceptable.

« On trouve sans cesse la simulation dans l'histoire de l'hystérie (1) », dit-il. A une interrogation de Brissaud, il répond : « Pour moi, il n'existe aucun critérium per-

(1) Babinski, Démembrement de l'hystérie traditionnelle (*Semaine médicale*, 1909).

mettant de distinguer les phénomènes suggérés des phénomènes simulés. Ce ne sont que des considérations d'ordre moral qui peuvent porter le médecin à écarter l'hypothèse de simulation (1) ».

S'il y a identité objective entre les phénomènes suggérés et les phénomènes simulés, comme il est beaucoup plus facile de s'entendre sur le domaine de ces derniers, ne vaudrait-il pas mieux définir l'hystérie par la simulation plutôt que par la suggestion et dire : *ne devront être admis comme accidents hystériques que ceux susceptibles d'être reproduits par la simulation.*

Il y a là plus qu'une question de mot et de comparaison.

Tous les auteurs ont fait ressortir le rôle considérable de la simulation dans l'hystérie. On peut aller plus loin et dire : *l'hystérie tout entière n'est que simulation.*

Le blessé qui cupidement, sournoisement, tout à fait consciemment et volontairement, simule des malaises pour obtenir une indemnité, celui-là, évidemment, n'est pas un hystérique.

Le pathomime dont Dieulafoy a présenté l'observation à l'Académie de médecine était bien un hystérique. Il avait poussé, jusqu'à se faire amputer le bras, une simulation consistant à faire passer pour des troubles trophiques des ulcérations dues à l'application de potasse caustique. La simulation est ici tout à fait désintéressée, pleinement consciente, en partie volontaire, en partie impulsive. Il faut ranger dans la même catégorie le malade de Balzer qui se cautérisait au fer rouge, la jeune fille citée par Brissaud qui s'enfonçait des aiguilles sous la peau, toute la série de malades ayant, par des moyens variés, simulé de la fièvre, des hémoptysies, des hématuries, des anuries, de l'anorexie... Tous étaient des hystériques, il n'y aura personne pour le nier.

(1) *Revue neurologique*, 1908, p. 391.

Chez l'hystérique qui, à la suite d'un coup insignifiant sur la main, présente une paralysie de l'avant-bras, la simulation est aussi certaine. A quel point consciente et volontaire? Personne ne saurait le dire, pas même la malade, car en vérité elle ne sait pas jusqu'à quel point elle est sincère. Dans les anesthésies, il en est de même, simulation en partie consciente et volontaire, en partie inconsciente et impulsive. Dans les contractures, surtout lorsqu'elles sont extrêmes au point d'enfoncer les ongles dans la peau, et tenaces au point d'amener des rétractions fibro-tendineuses, la simulation est tout à fait inconsciente et involontaire.

Nous insistons là-dessus : entre cette simulation, qui est évidemment inconsciente et involontaire, et celle qui, tout à fait consciente, est presque entièrement volontaire, il y a tous les degrés, tous les intermédiaires. Donc, aucune raison de ne pas admettre identité de nature, car nous savons bien, c'est là une notion psychologique classique, que le même acte peut être tour à tour volontaire et conscient, puis involontaire, automatique, mais encore conscient, enfin complètement automatique et inconscient.

Nous avions donc raison de dire : *toute l'hystérie n'est que simulation.* Cette conception, si elle n'est pas tout à fait celle de Babinski, est directement inspirée de ses travaux.

En dehors de ce caractère tout subjectif et impossible à contrôler, d'être plus ou moins inconsciente et involontaire, la simulation hystérique offre quelques particularités, qui la distinguent de la dissimulation vulgaire, cupide.

L'hystérique simule sans but, pour rien, pour le plaisir de simuler, très souvent même à l'encontre de ses intérêts. Ce désintéressement absolu n'apparaît pas dans les accidents du travail, et toutes les fois qu'une indemnité pécuniaire est en question. Il est trop naturel, en vérité, qu'un blessé cherche à tirer parti, souvent en y ajoutant de son cru, presque toujours en l'exagérant, d'un trouble, dont évidemment il méconnaît la nature. Cependant, malgré cela, les hystériques apparaissent dans leurs revendications moins âpres, plus indifférents à l'issue de leurs procès que la plupart des autres blessés.

Ce qui est surtout remarquable, c'est la perfection et la ténacité avec lesquelles les hystériques simulent, d'ailleurs sans effort. Il n'est pas aussi facile qu'on le croit de simuler une maladie. Pour une simple monoplégie, l'accident le plus facile à imiter, il faut déjà une surveillance de tous les instants, dont peu sont capables. Dans les anesthésies, lorsqu'il s'agit de supporter, avec un visage impassible et serein, les piqûres, les pincements, les torsions des membres, tout ce que l'expert imagine de plus douloureux compatible avec l'intégrité corporelle, il y faut vraiment de l'héroïsme. Enfin la contracture qui enfonce les ongles dans la peau, dont la ténacité est attestée par l'accumulation dans la paume de la main de toutes les sécrétions cutanées, par la production, à la longue, de rétractions fibro-tendineuses, cette contracture paraît impossible à celui qui ne présente pas une prédisposition spéciale. Et cependant, pour chacun de ces exemples, on possède des cas de simulation avérée, avouée et souvent cupide. En réalité, cependant, la simulation n'atteint un tel degré de perfection et de ténacité que chez les hystériques, et il ne faut pas hésiter à qualifier comme tels même ceux qui avouent avoir agi consciemment, volontairement, cupidement. Le pathomime de Dieulafoy ne serait-il pas encore un hystérique, même si la simulation avait pu lui rapporter une petite rente?

La simulation tout entière est-elle donc de l'hystérie? Non, assurément; il reste d'abord la simulation naïve, grossière, intermittente et changeante, plus ou moins facile à mettre en défaut. Et puis, en disant que chez les hystériques seuls la simulation atteint un merveilleux degré de perfection et de ténacité, cela ne veut pas dire que nous fassions toujours de la maladie simulée un accident hystérique. Autant que les autres, les hystériques sont capables de calculs intéressés, alors ils simulent et ils simulent mieux que les autres, mais le résultat de leur simulation n'est pas un accident hystérique.

Il y a donc une *faculté spéciale*, qui est celle de simuler, et nous touchons ici au problème de la *nature de l'hystérie*, que Babinski n'a pas osé aborder. En cette faculté tient toute la prédisposition héréditaire, congénitale, admise de tout le monde. Faculté n'est pas assez dire, car il y a toujours un besoin parallèle, un véritable *instinct de simulation*, une tendance générale à mentir, à tromper, à mystifier, à inventer des histoires extravagantes, comme le font par exemple les mythomanes de Dupré, qui sont bien des hystériques. Tous, mais inégalement, nous apportons cet instinct en naissant. Chez les uns, il est rudimentaire, contre-balancé par l'instinct contraire de franchise et de droiture ; quelle que soit l'éducation, il ne se développe pas. Plus accentué chez d'autres, il ne demande pour se manifester qu'une certaine éducation, un certain milieu, que nous verrons. Chez d'autres enfin, dominateur et tyrannique, il apparaît quels que soient l'éducation et le milieu, et régente toute l'existence. Personne ne niera l'existence de ces trois catégories : il est des personnes qui ne peuvent pas devenir hystériques ; il en est qui le deviennent dans certaines circonstances ; il en est enfin qui le sont toute leur vie, en toutes circonstances.

En ce qui concerne l'influence — sur le développement de l'hystérie — de l'éducation, du milieu, des circonstances, il faut noter un fait extrêmement intéressant. Nous pouvons voir apparaître cette tendance chez l'enfant et l'adolescent comprimés dans leur famille, chez la femme en puissance de mari, la maîtresse en dépendance d'amant; elle est fréquente chez les domestiques, dans les pensionnats, dans les maisons de correction, les pénitenciers, les prisons. Elle fleurit, avec une exubérance inaccoutumée, dans les orphelinats, où trop souvent l'hypocrisie est érigée en vertu. Je ne l'ai jamais vue chez un homme libre, maître de ses destinées. Je ne l'ai jamais vue chez ces femmes, que les circonstances ont placées à la tête d'un commerce ou d'une industrie, ou qui ont su simplement se créer une existence indépendante, qui se sont affranchies des compressions sociales et aussi des préjugés. *La mentalité hystérique est une mentalité de dépendance, de servage.*

Essayons de déterminer comment elle se développe, dans l'individu d'abord, dans la race ensuite.

Il y a plusieurs façons de se comporter, dans l'état de dépendance et de servage. Il y a d'abord ceux qui acceptent et se résignent ; ils ne nous intéressent pas. Il y a ceux qui cherchent à en sortir par la culture de soi, le travail, de justes revendications, parfois la révolte et la violence. Il y a enfin ceux qui s'adaptent et veulent de cet état tirer le meilleur profit, par la ruse sournoise, le mensonge, la simulation, tout cela, bien entendu, instinctivement, plus ou moins inconsciemment, sans l'avoir raisonné. Pour peu que l'hérédité ait mis en eux la faculté de simuler, ils feront sûrement des hystériques. Enfants, ils mentiront, pleureront, accuseront des souffrances imaginaires pour se faire gâter. Adolescents, ils dissimuleront leurs sentiments réels, feront parade de ceux qu'ils n'ont pas, se livreront à des démonstrations affectueuses à tort et à travers, imiteront dans leur entourage tout ce qu'ils croiront de nature à les rendre sympathiques ou intéressants. A cela, comme à un sport, en dehors même des avantages qu'ils peuvent en attendre, ils prendront goût. Ccmme, d'ailleurs, ils ont acquis peu à peu une virtuosité spéciale, ils se comportent ainsi, tout naturellement, sans effort ; ils connaissent alors le plaisir de tromper, de mystifier, et partant de se croire supérieurs à ceux qu'ils trompent et mystifient. Enfin la répétition amène ses effets habituels ; ils s'identifient tellement à leur rôle qu'ils ne savent plus qu'ils en jouent un. L'hystérie est dès lors définitivement constituée. L'éclosion en est plus ou moins rapide, suivant le degré de la prédisposition. Il n'y a là d'ailleurs rien de spécial, c'est l'évolution habituelle de tous les mécanismes psychologiques ; manière d'agir d'abord volontaire et calculée, puis automatique et encore consciente, enfin automatique et inconsciente. Rien de plus spécial non plus au point de vue de l'hérédité : tantôt on hérite du mécanisme complet, d'emblée parfait, tel le mécanisme de la marche chez le poussin ; c'est alors l'hystérique de notre dernière catégorie, celui qu'on pourrait appeler l'hystérique-né. Tantôt on hérite d'un mécanisme incomplet qui a besoin d'être perfectionné, tel le mécanisme de la marche chez l'homme.

Est-il besoin de faire remarquer que l'hystérie ainsi comprise n'est pas une maladie ? C'est une faculté spéciale, une manière d'agir résultant d'une certaine structure des centres, un type particulier d'humanité. L'hystérique n'est pas plus un malade qu'Inaudi, le calculateur prodige, que tels génies musicaux invraisemblablement précoces, que ce Juif au nez crochu, que ce Mongol aux pommettes saillantes. De tous ceux-là, l'hystérique diffère seulement parce que ses manifestations sont *actuellement* antisociales et nocives. Je souligne *actuellement*, nous allons voir pourquoi.

L'hystérie n'étant plus une maladie, mais une propriété vitale, soit simple tendance, soit véritable instinct, le problème de son origine n'appartient plus à la pathologie, mais à l'histoire naturelle.

Dans ce problème extrêmement obscur, il y a d'abord trois points que nous pouvons solidement établir, puisqu'ils ne sont que l'application des lois incontestées de l'évolution.

L'instinct de simulation n'a pu apparaître : 1° qu'avec une extrême lenteur ; 2° en des temps très reculés ; 3° parce qu'il présentait alors une certaine utilité.

Il n'a pu apparaître qu'avec une extrême lenteur, car l'exercice de tout instinct, même incomplet, embryonnaire, suppose un mécanisme nerveux, des connexions, certaines associations de neurones. Or, si parfois on peut voir apparaître des variations brusques de forme ou d'ornement (mutations de De Vries), les variations de mécanismes ne peuvent que lentement s'acquérir, par perfectionnement progressif : adaptation (variations lamarckiennes) et sélection (Darwin).

Il n'a pu apparaître qu'en des temps très reculés, car nous savons que les instincts ne sont que des habitudes de l'espèce. Chaque individu les perfectionne, les rend plus automatiques, plus inconscientes. Lorsqu'un instinct est devenu automatique et inconscient, on peut affirmer que ses origines sont extrêmement reculées.

Dans sa période d'apparition, l'instinct de simulation a dû présenter une certaine utilité dans la lutte pour l'existence ; sans cela, la sélection ne lui aurait pas permis de se développer.

Je n'insiste pas. Tout cela n'est que l'application de lois bien démontrées ; pas plus que pour les autres instincts, on ne peut les récuser pour celui de simulation, si l'on admet qu'il existe.

Se rattachant aux faits bien connus de *mimétisme*, dérivé de l'*instinct d'imitation*, plus général, plus ancien encore, puisqu'il existe chez nos ancêtres pré-humains, et, avec celui de solidarité, a présidé à la formation des premières sociétés, l'instinct de simulation a dû apparaître, dans des circonstances analogues à celles qui le voient actuellement se développer, chez les peuples serfs ou esclaves, alors que le maître tout-puissant disposait de la vie et de la mort, et qu'il fallait, par la ruse sournoise, échapper à sa colère ou se concilier ses faveurs (1).

Si l'hystérie, pourrait-on objecter, n'est pas autre chose qu'une tendance, un instinct, un caractère acquis par adaptation et sélection et fixé par l'hérédité, pourquoi ne se transmet-elle pas sûrement? Pourquoi les enfants d'hystériques ne sont-ils pas toujours hystériques? Il n'y a pas là de difficulté sérieuse. Toute propriété vitale demande, pour se manifester, un certain milieu; si le milieu n'existe pas, la propriété reste latente. Qu'on nous permette un exemple tiré du règne végétal.

La *Renouée amphibie* (*Polygonum amphibium*) est une plante qui s'est successivement adaptée pour la vie aquatique et la vie terrestre. Lorsqu'elle vit dans l'eau, les tiges étalées à la surface de l'eau ou submergées ont des feuilles ovales ou oblongues, glabres et longuement pétiolées. Les plantes terrestres sont dressées, presque dépourvues de ramifications, plus ou moins poilues sur toute leur surface; leurs feuilles sont lancéolées, à courts pétioles et souvent même presque sessiles (2). Le changement de milieu provoque l'apparition brusque des caractères correspondants, même après de nombreuses générations.

C'est ainsi que la mentalité hystérique peut rester latente pendant de nombreuses générations, et réapparaître soudain, lorsque s'y prêtent les circonstances, le milieu, surtout l'éducation.

Dans cette histoire naturelle de l'hystérie, il n'y a évidemment qu'une hypothèse impossible à vérifier, mais

(1) Il serait intéressant de rechercher si la mentalité hystérique a réellement été plus fréquente chez les peuples serfs ou esclaves assez proches de nous, pour que ces recherches puissent aboutir; par exemple, chez les serfs du moyen âge et les nègres de l'Amérique du Nord.

(2) DE VRIES (Hugo), Espèces et variétés. Traduction de BLARINGHEM, chez Alcan.

qui, par une construction logique satisfaisant l'esprit, apporte néanmoins son appui à la conception de l'*hystérie, simple manifestation de l'instinct de simulation.*

§ 2. — DIAGNOSTIC DES ACCIDENTS DE L'HYSTÉRO-TRAUMATISME

Ce préambule un peu long n'était pas inutile ; il nous permettra de préciser en quelques lignes ce que l'on peut observer en matière d'hystérie traumatique.

Tout d'abord le traumatisme ne crée pas l'hystérie ; il est l'occasion qui fait apparaître une manifestation. Je crois que tout le monde est d'accord à ce sujet.

L'hystérie traumatique, en ceci il faut admettre la doctrine de Charcot, ne se distingue en rien de l'hystérie d'autre origine. Cela est évident, puisque le traumatisme n'est que la cause occasionnelle d'une ou plusieurs manifestations.

On pourra donc observer à la suite des traumatismes : des crises, des paralysies, des contractures, certains mouvements anormaux, des anesthésies, des hyperesthésies, peut-être des troubles psychiques.

1° **Les crises.** — Les crises, assez rares d'ailleurs, apparaissant presque uniquement après les accidents ayant occasionné une émotion vive, sont essentiellement protéiformes. A moins que le blessé n'ait eu dans son entourage, ou à l'hôpital, un *cas* à imiter, il *imagine* sa crise : ce ne sont alors que contorsions, grimaces, mouvements désordonnés, tremblements convulsifs, soubresauts, donnant immédiatement l'impression que le sujet se moque de son entourage. Simulation? cela est certain. Mais consciente et volontaire, ou bien inconsciente et involontaire? voilà le point délicat à fixer. Plus tard, le malade perfectionne sa *technique*, stéréotype ses manifestations, et le problème devient encore plus difficile. Un hystérique qui a été à même de voir une crise d'épilepsie, l'imite souvent avec une grande perfection. Cependant, dans cette imitation, il y a presque toujours des nuances : la chute est moins brutale, les phases cloniques et toniques moins nettes, les mouvements plus désordonnés, comme si le malade *voulait trop bien faire.* En tout cas, il y a une manifestation (à la vérité inconstante et pas toujours facile à constater dans l'épilepsie vraie) que l'hystérie ne peut imiter, c'est la mydriase à la fin de la crise.

2° **Les paralysies.** — Les paralysies hystériques, monoplégies, hémiplégies, paraplégies, soit absolues, soit incomplètes, sont, avec les contractures et les algies, les accidents le plus fréquemment observés à la suite des traumatismes. Le cadre de cet ouvrage ne me permet ni de les décrire, ni même d'exposer leur diagnostic différentiel d'une façon complète. Je voudrais seulement donner au praticien le fil directeur qui lui permettra de se reconnaître parmi les innombrables signes qui ont été donnés. Il suffit de se souvenir de ceci : *une paralysie hystérique n'est pas autre chose qu'une paralysie simulée, simulée inconsciemment, je veux bien, mais simulée.*

Pour éliminer l'hypothèse d'hystérie, il faudra donc tout simplement s'attacher à dépister quelque signe, que la volonté, partant, la simulation, soit impuissante à reproduire.

1° La volonté est impuissante à diminuer le tonus : dans la paralysie hystérique, le tonus n'est jamais diminué. Si parfois il y a abaissement de la commissure des lèvres, c'est par contraction des muscles abaisseurs de ce côté, ou élévateurs de l'autre (Babinski). Il n'y a jamais dans l'hystérie d'effacement des plis du front (Babinski), jamais de flaccidité permettant aux segments de membres des excursions exagérées les uns sur les autres, jamais d'abaissement des plis cutanés...

2° La volonté est impuissante à produire des troubles trophiques ou vaso-moteurs. Dans la paralysie hystérique : ni atrophie, si ce n'est celle résultant de l'inactivité prolongée ; ni œdème, si ce n'est le léger gonflement de la main avec un peu de cyanose et de refroidissement résultant de la situation pendante avec inactivité ; ni modification des réactions électriques ; ni aucun trouble de la nutrition des tissus.

3° La volonté est impuissante à modifier les réflexes tendineux : ils restent normaux dans la paralysie hystérique. A ce sujet, cependant, il faut s'expliquer. Non seulement dans l'hystérie, mais aussi dans la neurasthénie et chez un grand nombre de névropathes, il est très fréquent d'observer des réflexes rotuliens qui *semblent* exagérés : lorsqu'on percute le tendon rotulien, la jambe est vivement projetée, mais, au lieu de retomber immédiatement, elle est soulevée par plusieurs secousses successives, en même temps que se produisent d'autres contractions musculaires qui fléchissent la cuisse, et parfois agitent tout le membre d'un tremblement convulsif. Tout se passe comme si le malade voulait *simuler une exagération du réflexe.* C'est là ce que Babinski a décrit sous le nom de *réflexe tendineux illégitime.* Nous-même l'avons signalé en plusieurs publications. Il est très caractéristique d'un état névropathique, sans autre épithète.

Le réflexe achilléen, plus sûr, n'est jamais modifié dans l'hystérie.

Pour la trépidation épileptoïde du pied et de la rotule, il en est comme du réflexe rotulien : il y a la vraie qui est symptomatique d'une lésion du faisceau pyramidal, et la fausse qui s'observe dans un grand nombre d'états névropathiques, en particulier dans l'hystérie. La première se produit lorsque le malade relâche ses muscles, elle est absolument régulière comme rythme et amplitude des secousses ; la seconde apparaît à condition que le malade oppose une résistance (Babinski) à la main qui soulève le pied ; elle est très irrégulière, et souvent se généralise à tout le membre, parfois à tout le corps. Cette distinction, habituellement facile à faire, devient parfois extrêmement difficile, lorsque le malade s'y est longuement exercé; il faut alors avoir recours à des tracés pour déceler les irrégularités des secousses.

4° La volonté est impuissante à modifier le réflexe crémastérien ; il persiste dans l'hystérie. Il est vrai que sa variabilité à l'état normal ne permet guère d'en tirer des conclusions. Il en est de même du réflexe abdominal.

5° La volonté est impuissante à réaliser des paralysies dissociées : il n'y a dans l'hystérie que des paralysies de membres, de segments de membres ou de groupes musculaires fonctionnellement associés. On ne voit jamais, par exemple, de paralysies hystériques comprenant exactement et uniquement le territoire d'un nerf périphérique ou d'une racine. Il n'y a jamais de paralysies oculaires.

6° Pour simuler une parésie, faire en sorte qu'en paraissant donner tout son effort, en faisant durcir le muscle parésié, celui-ci ne donne cependant qu'une contraction sans force, la volonté dispose d'un moyen : le neutraliser par la contraction des antagonistes; l'hystérique l'emploie parfois. Soit, par exemple, une parésie du membre inférieur : placez celui-ci en demi-flexion, ordonnez au malade de l'étendre en vous opposant à ce mouvement; lorsque le malade paraîtra donner tout son effort, lâchez brusquement ; sur un sujet normal ou atteint de paralysie organique, le membre s'étendrait aussitôt ; vous le verrez au contraire rester un moment immobile, car les antagonistes étaient contractés (signe de Hosslin) (1).

7° La volonté ne sait pas commander aux mouvements associés, parce qu'elle les ignore : dans l'hystérie, ces mouvements persistent dans des muscles soi-disant paralysés. Un grand nombre de signes sont basés là-dessus.

Dans la soi-disant paralysie faciale hystérique, il y a

(1) R. von Hosslin, *Münch. med. Woch.*, 17 mars 1899.

bien asymétrie des traits, moitié relâchement d'un côté, moitié contraction de l'autre : ordonnez au malade de regarder le plafond, le front se plissera symétriquement.

Ordonnez à quelqu'un de fléchir la tête avec force, en vous opposant à ce mouvement par une main sous le menton ; vous verrez, s'il s'agit d'une paralysie organique, le peaucier du cou dessiner des cordes sous la peau, seulement ou tout au moins d'une façon prédominante du côté sain. Les cordes seront égales des deux côtés chez un sujet sain ou un hystérique qui ignore ce point de physiologie. S'il le connaissait, rien ne lui serait plus facile que de contracter inégalement ses deux peauciers (signe du peaucier de Babinski).

Lorsque, étendu sur le dos, les bras croisés sur la poitrine, on essaye de s'asseoir, le tronc est soulevé à la fois par les muscles abdominaux et par les psoas. Mais ces derniers prenant leur point d'appui sur les fémurs, il est nécessaire que ceux-ci soient préalablement immobilisés, en particulier par les extenseurs du bassin fléchisseurs de la jambe. Si ces muscles sont paralysés, lorsque le sujet essaye de s'asseoir, on voit tout le membre inférieur se soulever au-dessus du lit, sous l'action du psoas qui n'est plus contre-balancé (signe de Babinski de la flexion combinée de la cuisse et du tronc). L'hystérique ignorant ce point de physiologie musculaire se comporte dans cette épreuve comme un sujet non paralysé.

Lorsque, étendu sur le dos, nous soulevons un membre inférieur au-dessus du plan du lit, nous devons, pour offrir un point d'appui solide aux muscles fléchisseurs de la cuisse, immobiliser le bassin. Cette immobilisation se fait en particulier par la contraction des extenseurs du bassin de l'autre côté (Grasset, Gaussel). Pendant que vous faites faire ce mouvement à un sujet normal, placez votre main sous le talon du membre qui doit rester immobile, vous sentirez qu'il appuie plus fort, lorsque se soulève l'autre. Il en sera de même chez l'hystérique qui ignore ces points de physiologie ; sans s'en douter, il contractera des muscles soi-disant paralysés. Dans la paralysie organique, au contraire, le membre reste inerte et n'appuie pas davantage sur la main de l'observateur.

On pourrait multiplier ces expériences : elles reviennent toutes à montrer que des muscles, paralysés en apparence, se contractent très bien dans les mouvements associés, ignorés du malade. Celui-ci se comporte absolument comme un simulateur, ce qui n'a rien d'étonnant, puisqu'il en est un.

8° Il est enfin un signe, dont nous n'indiquerons pas la physiologie pathologique, parce qu'elle est très complexe. Lorsque, dans la recherche du réflexe plantaire, il y a extension du gros orteil, il s'agit presque toujours d'une lésion organique (signe du gros orteil de Babinski). Malheureusement, il est trop fréquent que le réflexe soit indifférent, c'est-à-dire ne s'accompagne d'aucun mouvement du gros orteil.

9° Signalons enfin que presque toujours à la paralysie se superpose une anesthésie complète ayant les mêmes limites. Dans son raisonnement un peu trop simpliste, l'hystérique s'imagine que les deux troubles doivent aller de pair.

3° **Les contractures.** — Il faut distinguer celles qui sont indolores et celles qui s'accompagnent de douleurs et d'hyperesthésies.

Indolores, elles ne pourraient être confondues qu'avec les contractures symptomatiques d'une lésion du F.py. Elles s'en distinguent facilement : *a*) par le début brusque ; *b*) l'intensité d'emblée très grande ; *c*) la coexistence habituelle d'anesthésie ; *d*) l'absence de signes de lésion organique, et le contraste qui existe entre cette absence et l'intensité ou la localisation de la contracture, par exemple : une contracture du pied, sans modification du réflexe rotulien ; une contracture des deux membres inférieurs sans aucun trouble des sphincters ; une contracture du membre supérieur avec intégrité complète du membre inférieur.

Lorsque les contractures s'accompagnent de douleurs, le diagnostic, plus difficile, se pose avec la contracture réflexe, secondaire à une lésion nerveuse, soit névrite, soit irritation de voisinage ; dans des tissus enflammés, il est d'autant plus délicat que précisément les douleurs rendent l'examen très difficile. Ces cas, décrits le plus souvent sous le nom d'arthralgies, sont connus depuis longtemps ; Brodie, en 1837, avait déjà décrit la coxalgie hystérique. Il est impossible de formuler à leur égard des règles diagnostiques fixes. Par un examen méthodique complet de toute la région et de chaque tissu, il faudra éliminer successivement toutes les hypothèses de lésion organique possible. La diffusion de la douleur, impossible à localiser en aucun point précis, en aucun tissu ; l'hyperesthésie de la peau elle-même ; l'absence de gonflement, de rougeur ; la possibilité de déterminer dans l'articulation douloureuse des mouvements, sans que le sujet s'en doute, par exemple en portant son attention sur le pied, lorsqu'il s'agit de la hanche ; l'absence de douleurs dans les petits chocs à distance retentissant cependant sur l'articulation, l'absence de modification des réactions électriques... tout cela permettra de se rendre compte que la douleur n'a pas de substratum organique.

Enfin, toutes les fois que cela sera possible, il faudra rechercher si la contracture disparaît dans le sommeil, soit naturel, soit anesthésique.

4° **Les troubles de la sensibilité**. — En dehors de ces hyperesthésies accompagnant ou non des contractures, il y a les anesthésies. Elles ont tenu dans l'histoire de l'hystérie un rôle considérable... Qu'on se souvienne des considérations auxquelles elles donnaient lieu : aux divers examens, devant les appareils des spécialistes, destinés à dépister la simulation, toujours les hystériques affirmaient ne pas sentir, ne pas voir, ne pas entendre, et cependant se comportaient comme s'ils sentaient, voyaient, entendaient parfaitement. Le cas de la vision binoculaire conservée dans l'amaurose hystérique est bien typique à cet égard. Actuellement, le problème est moins compliqué : les hystériques se comportent comme des simulateurs, pour la bonne raison qu'ils le sont.

En matière d'accident du travail, la question est bien simple : *il n'y a pas à s'en occuper.* Il n'y a pas à les rechercher, puisque leur valeur, comme stigmates, est nulle et qu'en les recherchant on risque fort de les créer. Si toutefois le blessé, fort d'un certificat médical ayant fait son éducation, les signale à votre attention, après vous être assurés de leur nature hystérique, vous déclarez qu'il vous est impossible de vous prononcer sur leur existence, mais qu'en tout cas ils ne sont pas de nature à produire une incapacité de travail, puisque leur caractère est précisément de n'apporter aucun trouble. En quelques années, ils auront disparu de la symptomatologie.

Il faut, il est vrai, les distinguer tout d'abord des anesthésies organiques : leur localisation ne répondant à aucun territoire déterminé, leur intensité toujours beaucoup plus grande, l'absence de lésion pour les expliquer rendent ce diagnostic facile.

5° **Les mouvements anormaux.** — Ils sont extrêmement variables selon ce que le malade trouve à imiter ou imagine. On peut cependant les ranger en trois groupes : les tremblements, les myoclonies et les spasmes.

Il y a d'abord un tremblement spasmodique généralisé qui se voit surtout pendant l'examen, chez un grand nombre de névropathes, et semble être un stigmate d'émotivité. Il ne faut pas le prendre pour un tremblement pathologique. Il se produit pendant l'examen, lorsqu'on fait étendre les mains, et alors se traduit surtout à la racine du membre par les mouvements transmis à la chemise ; lorsqu'on recherche le réflexe rotulien, et alors prend ordinairement le rythme et la forme de la trépidation épileptoïde. Il se généralise souvent à tout le corps, et alors ressemble tout à fait au frisson de la fièvre. Il faut connaître cette manifestation de nervosisme simple ou d'émotivité; nul doute qu'on ne l'ait prise souvent pour un phénomène pathologique.

L'hystérique s'essaye parfois à imiter les tremblements pathologiques; il y réussit fort mal, car cela est très difficile. Il est toujours facile de déceler des irrégularités, des dissemblances, des exagérations surtout. Parmi les signes distinctifs qui ont été donnés, trois (1) sont très bons : les tremblements organiques s'exagèrent par la fatigue, les autres s'atténuent ; pour les membres inférieurs, le tremblement disparaît lorsque le sujet, couché à plat ventre, fléchit les jambes à angle droit (signe de Seeligmuller) ; dans le tremblement des membres supérieurs, occupez une des mains à un travail quelconque qui demande de l'application : écrire, tracer un dessin, et vous verrez l'autre main cesser de trembler (signe de Fuchs).

En fait de myoclonies, ce que l'on voit surtout, ce sont des pseudo-chorées, constituées le plus souvent par des mouvements rythmiques, quelquefois par des gesticulations étranges donnant immédiatement l'impression de la simulation. J'ai vu récemment deux de ces cas : devant la constance du phénomène, l'absence de tout indice de fraude consciente et raisonnée, j'ai dû m'incliner. L'un d'eux est entré à la Charité comme incurable. Les mouvements rythmiques ont chez la femme une prédilection pour la région du bassin et imitent d'une façon parfaite les mouvements de physiologie passionnelle. Il est rare qu'une myoclonie vraie puisse être imitée. Babinski a pu obtenir cependant par la suggestion l'imitation parfaite de la chorée de Sydenham.

(1) Ils ont été donnés surtout pour la simulation volontaire, mais ils s'appliquent aussi à l'hystérie.

Les spasmes fonctionnels peuvent être multiples, se localisant dans n'importe quel muscle à l'occasion de n'importe quelle fonction. En voici un exemple curieux que j'ai observé. A..., débile mental et hypothyroïdien, en soulevant un fût le 17 août 1905, ressent une vive douleur au niveau de la paroi abdominale. A partir de ce moment, il n'a jamais pu travailler, uniquement occupé à faire valoir ses droits, en de nombreux procès, allant de médecins en médecins, avec toujours un diagnostic nouveau, beau type de sinistrose en même temps que d'hystérie. Je le vis pour une expertise au criminel touchant sa responsabilité ; il venait de tirer un coup de revolver sur le greffier de justice de paix, l'accusant d'avoir mal fait l'enquête pour son accident du travail. Il présentait, entre autres, le trouble suivant : pendant la marche, la cuisse gauche était immobilisée en flexion sur le bassin; il en résultait une boiterie intense ressemblant à celle des anciens coxalgiques ankylosés en flexion ; dès qu'il s'arrêtait, la cuisse se remettait en position normale, en extension parfaite, sans inclinaison ni courbure de compensation de la colonne. Donc, par le seul examen de la marche et de la station debout, on arrivait à cette constatation : immobilisation de l'articulation de la hanche en flexion, se produisant seulement à l'occasion de la marche. Le reste de l'examen confirmait l'hypothèse de spasme en montrant l'intégrité parfaite de tous les tissus et des nerfs. Comme origine du spasme, voici ce que l'on trouvait : à droite de la ligne médiane, dans la paroi abdominale, un peu au-dessous de l'ombilic, on trouvait un petit lipome douloureux de la grosseur d'une noisette. Dans le reste du corps, on trouvait d'autres lipomes semblables, ce qui, joint à quelques signes d'hypothyroïdisme, permettait de faire le diagnostic de maladie de Dercum. Dans une contraction brusque de la paroi, ce lipome était devenu douloureux, et cela avait été l'origine de toutes les suggestions et auto-suggestions.

***

En un court chapitre, il est évidemment impossible d'épuiser la symptomatologie de l'hystérie traumatique. Fût-ce d'ailleurs en un volume, qu'il en serait de même, car *chaque hystérique réalise une symptomatologie qui lui est propre, au hasard de ce qui lui est suggéré, de ce qu'il trouve à imiter ou imagine.* Ce qu'il importe d'avoir, c'est une idée directrice pour l'examen, et une caractéristique générale des phénomènes permettant de les reconnaître, sous leur aspect protéiforme.

Même si elle est discutable au point de vue de la nature et de la pathogénie de l'hystérie, notre théorie peut rendre des services, en fournissant cette idée directrice et cette caractéristique générale. Il faut examiner les malades avec cette idée préconçue que *toute hystérie est simulation*, et n'admettre comme accidents hystériques que ceux susceptibles d'être reproduits par la volonté. Dans les quelques exemples de manifestations hystériques que nous avons donnés, c'est à dessein que nous avons répété cette phrase : *le sujet se comporte comme un simulateur.* Nous aurions pu multiplier ces exemples; nous aurions pu prendre les épreuves que l'on a l'habitude de faire subir, lorsqu'on soupçonne la simulation cupide, et montrer là encore que l'hystérique se comporte comme un simulateur (1). Voici par exemple un blessé qui affirme ne rien voir d'un œil ; l'examen objectif ne révèle aucune lésion. Par une série d'expériences, soit avec des verres colorés et des lettres de la couleur complémentaire, soit avec des appareils stéréoscopiques, soit avec le diploscope,

(1) Sur le diagnostic de la simulation, voir : COUSTAN, La simulation dans les accidents du travail. Th. de Montpellier, 1901, n° 79. — GIRAUD, Th. de Paris, 1894-1895. — CHAVIGNY, Diagnostic des maladies simulées. J.-B. Baillière et fils, 1906. — SAND, La simulation et l'interprétation des accidents du travail. Bruxelles, 1907. — FORGUE et JEANBRAU, Guide du médecin dans les accidents du travail. Masson, 1909, p. 284.

l'ophtalmologiste va très facilement le mettre en contradiction avec lui-même, en montrant que l'œil, prétendu amaurotique, voit parfaitement, lorsque le sujet, les deux yeux ouverts, ignore ce qui doit être vu par l'œil sain et ce qui devrait ne pas être vu par l'œil malade. C'est parfait pour éliminer l'hypothèse d'une amblyopie organique. Mais l'amblyopie hystérique? Il y a quelques années, — je dis il y a quelques années, parce que, actuellement, les ophtalmologistes semblent faire le silence sur ce cas embarrassant, — on admettait généralement que la conservation de la vision binoculaire était précisément la caractéristique de l'amblyopie hystérique.

Toute l'hystérie n'est que simulation, mais toute simulation n'est pas de l'hystérie. Du simulateur plus ou moins inconscient et involontaire, qui a droit à une indemnité, comment distinguer le simulateur tout à fait conscient de sa tromperie, qui s'efforce de duper pour avoir une rente et mériterait la correctionnelle? Sur quoi se baser? Uniquement sur des raisons d'ordre moral, répondent Brissaud et Babinski.

Il s'agit en somme de déceler *l'intention de tromperie.* Par l'étude de ses antécédents, de son caractère, de ses habitudes, de sa manière de vivre, de sa moralité générale, on essayera de se rendre compte si le blessé en est capable. Chez l'ouvrier honnête, travailleur, menant une vie régulière, la simulation cupide est tout à fait exceptionnelle. Dans les grands ports de commerce, dans ce milieu cosmopolite et interlope de débardeurs, de travailleurs intermittents, d'apaches et de vagabonds spéciaux, elle serait au contraire fréquente, comme autrefois dans les cours des miracles. Dans tout cela, il n'y a évidemment matière qu'à présomptions.

Tandis que, doué d'une faculté spéciale, l'hystérique

simule tout naturellement, sans effort et sans fatigue, il faut au simulateur cupide une énergie et une ténacité peu communes. Il est rare qu'elles ne soient jamais mises en défaut : cette énergie et cette ténacité ont des défaillances, non pas chez le médecin ou l'expert, car le blessé est en représentation et se surveille, mais lorsqu'il se croit en dehors de toute surveillance. Il est classique pour l'expert d'observer par la fenêtre de son appartement le blessé qui sort de chez lui, car celui-ci, après la fatigue de l'examen, éprouve, à ce moment plus qu'à tout autre, le besoin de se détendre et oublie parfois son rôle.

L'hystérique n'oublie jamais son rôle, car il ne sait pas qu'il en joue un. On peut le faire surveiller, le surprendre à l'improviste, il y aura de la variabilité, mais pas de rémission dans la symptomatologie. On peut examiner la main prétendue affaiblie, il n'y aura pas de callosités; on peut examiner les chaussures, l'usure répond au type de l'impotence observée. La paralysie est constante au point d'amener un gonflement, de la cyanose, du refroidissement de la main tenue en position déclive; de l'atrophie des muscles paralysés; des rétractions fibro-tendineuses dans les muscles contracturés. Il n'y a pas trace de lavage dans la main hermétiquement fermée. Le simulateur cupide n'a jamais cette constance.

L'hystérique simule automatiquement, sans y penser, en portant son attention ailleurs ; le simulateur cupide doit avoir son attention toujours tendue sur le phénomène simulé. Par des expériences multiples, qu'il est impossible de décrire, qu'il faut imaginer séance tenante, suivant les cas, les sujets, les circonstances, l'expert s'attachera à endormir la défiance du malade, à porter son attention loin du symptôme en litige, tout en continuant à l'observer.

Dans tout ce qui précède, il faut bien avouer que c'est le plus souvent affaire de nuances, que l'on juge non avec des faits précis bien nets, bien contrôlés, mais avec une multitude de petites observations fugitives, d'où naît la conviction, non la certitude. Il n'y a pas de diagnostic plus difficile que celui de la simulation cupide.

Chez l'hystérique, nous l'avons dit, il est fréquent, habituel même, qu'à la simulation involontaire et inconsciente s'ajoute de la simulation volontaire et intéressée. Le problème diagnostique est alors tout à fait insoluble, car, en vérité, le blessé lui-même ne sait pas jusqu'à quel point il est sincère. Il ne peut plus être question ni de certitude, ni même de conviction. L'expert a seulement l'*impression* que le malade exagère, et c'est ce qu'il devra mettre dans son rapport.

III. — DE LA NEURASTHÉNIE TRAUMATIQUE

§ 1. — TABLEAU CLINIQUE ET LIMITES

La neurasthénie, comme l'hystérie, a vu son domaine grandir démesurément, s'annexant indûment des territoires qui ne lui appartenaient pas. Il convient de la ramener à ses frontières naturelles.

Dans le tableau clinique de cette maladie, les signes subjectifs dominent la scène, paraissant l'occuper presque entièrement même et constituant ce qu'après Charcot on appelle les *stigmates* de la neurasthénie, très improprement d'ailleurs, car ce terme implique une *marque objective.*

C'est tout d'abord à la base, comme fonds plus ou moins permanent, des *souffrances* multiples : de la *céphalée*, peu intense, constituée plutôt par une sensation de lourdeur et de plénitude, le plus souvent généralisée, parfois localisée au front ou à la nuque, apaisée un peu par les repas, exagérée par le travail, la lecture, parfois accompagnée d'hyperesthésie du cuir chevelu ; de la *rachialgie* ou plutôt un endolorissement de la région de la colonne, à la fois superficiel et profond, sans localisation précise en aucun tissu, avec maximum en deux points, vers la septième cervicale et au niveau du sacrum ; des *hyperesthésies*, des *algies*, que rien d'objectif n'explique, les premières réveillées par la pression et les mouvements, les secondes non influencées,... toutes souffrances évidemment d'origine centrale.

C'est ensuite la sensation que tous les organes ne fonctionnent plus, que tous les rouages de l'organisme sont faussés et grincent : en premier lieu, l'*asthénie neuro-musculaire*, une sensation de lassitude insurmontable, surtout le matin au réveil ; une grande difficulté de l'effort intellectuel, de l'aboulie, une sorte d'*impuissance généralisée*; puis des *sensations viscérales* multiples, des digestions pesantes, un abdomen douloureux, de l'angoisse cardiaque ou respiratoire, du vertige sans déséquilibration objective... Le neurasthénique *sent* fonctionner ses organes, alors qu'à l'état normal ce fonctionnement s'opère silencieusement, à notre insu... De même que, dans un étang qui se vide lentement, apparaissent peu à peu des îlots, des rochers, des amas de détritus auparavant submergés, ainsi dans la conscience du neurasthénique, à la faveur de l'abaissement de la tension nerveuse, surgissent des sensations multiples auparavant ensevelies dans l'inconscient.

Comme conséquences de ces troubles primaires, une *insomnie* tenace, rebelle aux hypnotiques, ou bien des sommeils non réparateurs, coupés de cauchemars, paraissant au malade si courts qu'il a l'illusion de ne pas avoir dormi, une *dépression psychique* extrême avec tristesse, état permanent d'appréhension et d'attente anxieuse avec son cortège habituel d'idées mélancoliques et de préoccupations hypocondriaques.

Tel est, rapidement esquissé, le tableau de la neurasthénie. Aucun de ses symptômes n'est pathognomonique ; *leur ensemble seul est caractéristique.*

Il y a dans la neurasthénie des douleurs variées que rien ne semble justifier, mais cela ne suffit pas pour assurer un diagnostic. Combien de fois n'a-t-on pas qualifié de neurasthéniques des malades couvant une affection organique méconnue? N'a-t-on pas décrit des neurasthénies symptomatiques d'un début de paralysie générale, de tabes, de tumeur cérébrale?... Erreurs de diagnostic !

Pas autre chose ; la neurasthénie n'a rien à faire là.

Il y a dans la neurasthénie un affaiblissement général, une souffrance de toutes les fonctions que rien n'explique ; cela ne suffit pas davantage pour asseoir un diagnostic. C'est pour l'avoir oublié que l'on a décrit tant de neurasthénies symptomatiques. Il n'est pas une intoxication, pas une maladie infectieuse, pas une affection viscérale qui n'ait eu la sienne, lorsque la convalescence, sans qu'on en découvrît la cause, se prolongeait au delà des bornes habituelles. Notez qu'il ne s'agit pas de nier l'influence étiologique, dans la neurasthénie, des intoxications, des infections, des maladies viscérales. Mais, pour que le diagnostic soit légitime, *il faut que le syndrome soit au complet.*

Il y a dans la neurasthénie un état mental spécial, mais qui, à lui seul, n'est nullement caractéristique. Il se retrouve dans la psychasthénie, dans la mélancolie, dans certaines formes de délire hypocondriaque.

C'est pour avoir oublié tout cela qu'on a étendu démesurément le domaine de la neurasthénie. On est allé jusqu'à créer des neurasthénies locales, des neurasthénies monosymptomatiques, à baser même ce diagnostic sur la simple affirmation du malade assurant souffrir en un point sans que rien ne justifie cette douleur ; ce fut la *topoalgie.* Arrivée à ce degré de confusion, la neurasthénie n'existe plus : c'est un simple mot destiné à tirer d'embarras, en face d'un malade qui se plaint de n'importe quoi, le médecin qui n'a pu découvrir la cause de ses plaintes.

Il faut délibérément revenir en arrière, à la conception primitive, qui fut celle de Beard, de l'épuisement nerveux, épuisement qui, ne pouvant être que général, peut avoir, suivant les prédispositions individuelles, des manifestations prédominantes, mais non exclusives et étroitement localisées.

Pour faire le diagnostic de neurasthénie, il faut que *le syndrome soit au complet ou à peu près.*

Il faut autre chose encore : certains *signes objectifs*. Capables d'expliquer les prétendus stigmates subjectifs, non susceptibles d'être expliqués par eux, les symptômes objectifs de la neurasthénie, si légers, si difficiles à constater qu'ils soient, sont d'une importance extrême. Sans eux, le médecin se trouve en présence de phénomènes incontrôlables, situation toujours périlleuse, car la science ne vit pas de témoignages, situation particulièrement embarrassante quand il s'agit d'accidents du travail.

Il y a dans la neurasthénie trois ordres de signes objectifs : des indices généraux de nervosisme et d'émotivité ; des troubles de la nutrition ; de l'hypotonie généralisée.

1° **Indices généraux de nervosisme.** — Ce sont : le tremblement généralisé, le réflexe tendineux illégitime, la pseudo-trépidation épileptoïde que nous avons déjà signalés à propos de l'hystérie et auxquels se joignent des signes d'émotivité ou d'anxiété, l'aspect pleurard, l'attitude affaissée, le tremblement convulsif des muscles de la face, l'oméga mélancolique du front, l'accélération du pouls et de la respiration, parfois de véritables accès d'angoisse avec sueurs froides et dérobement des jambes. Tous ces symptômes n'ont évidemment rien de caractéristique, mais, traduisant l'état mental du blessé, ils donnent à ses dires l'appui de leur témoignage.

2° **Troubles de la nutrition.** — Ils ne sont pas non plus propres à la neurasthénie ; ils n'ont rien de spécial et consistent simplement en un amaigrissement plus ou moins considérable et rapide. Ils sont néanmoins très importants, car, dans les neurasthénies acquises, on peut dire qu'ils ne manquent à peu près jamais. Leur absence devra toujours mettre en garde au sujet de la réalité des multiples souffrances accusées. Lorsque l'état général apparaît satisfaisant, l'embonpoint conservé ou augmenté, il est peu probable qu'il y ait de bien vives souffrances, de l'insomnie, des troubles digestifs, de la dépression mentale, en dehors, bien entendu, de la psychasthénie qui ne nous occupe pas ici, en dehors aussi de la sinistrose dont nous parlerons plus loin. Dans un cas de ce genre, tout récemment, nous n'avons pas hésité à déclarer le blessé guéri.

3° **Hypotonie généralisée.** — L'hypotonie généralisée, qui tient une si grande place dans certaines neurasthénies constitutionnelles et dans la plupart des neurasthénies acquises, n'a pas, dans la neurasthénie traumatique, un rôle aussi important. Il est rare qu'on observe, au même degré tout au moins, ces chairs flasques, ces traits tombants, ces rides et ces bajoues, ce relâchement total de la sangle abdominale avec ptoses viscérales multiples, ces dilatations vasculaires,... tout ce syndrome qui a fait attribuer la neurasthénie à une insuffisance congénitale de la fibre lisse.

L'hypotonie, cependant, n'est jamais tout à fait absente. Il faut la rechercher, car elle est masquée en partie par la conservation du tissu élastique, qui, avant de se laisser distendre, supplée pendant un certain temps à l'insuffisance de la fibre musculaire. A l'examen, on note un certain affaissement de l'attitude, de la mollesse des chairs encore accentuée par l'amaigrissement, la possibilité d'imprimer aux segments de membres des mouvements passifs d'une amplitude exagérée, de la dyspepsie atonique avec état saburral des voies digestives, des stases avec toutes leurs conséquences, souvent de l'hypotension artérielle avec tachycardie.

A l'hypotonie se rattache étroitement l'*asthénie*, que nous avons vue se traduire subjectivement par une très grande difficulté de l'effort et une sensation de lassitude insurmontable, et qui objectivement consiste en un épuisement rapide de la contraction. Le neurasthénique, dans un sursaut d'énergie, est capable d'un effort bref presque normal ; il ne peut le soutenir. Donnez-lui le dynamomètre et ordonnez des contractions se succédant rapidement : s'il le veut, la première sera forte, les autres successivement de plus en plus faibles jusqu'à être à peu près nulles. Le simulateur donnerait une première contraction beaucoup plus faible, les autres plus soutenues. Par l'importance de ses fonctions, le muscle ciliaire est souvent le premier à traduire cette asthénie, par la fatigue douloureuse que produit tout effort de vision prolongée, par l'asthénopie accommodative. Si l'on dispose d'un ergographe, le fait sera plus caractéristique encore. Gilbert Ballet et Philippe (1) ont en effet montré que les ergogrammes des neurasthéniques avaient quelque chose de spécial. Lorsqu'on prend un ergogramme, en prescrivant des contractions qui se succèdent rapidement, la courbe de fatigue s'abaisse progressivement jusqu'au voisinage de zéro, puis reste stationnaire, aussi bien chez le sujet normal que chez le neurasthénique. Si, à ce moment, on fait espacer les contractions de dix secondes en dix secondes (ergogramme de Maggiora), on voit, sur un sujet normal, la courbe se relever presque jusqu'à la normale : l'intervalle est devenu suffisant pour que le muscle ait eu le temps de se réparer. *Chez le neurasthénique, la courbe de fatigue ne se relève pas.*

S'il est vrai que toute cette symptomatologie objective soit extrêmement floue, sans rien de pathognomonique, il est faux qu'elle soit sans importance et puisse manquer totalement, surtout lorsqu'il s'agit de la neurasthénie traumatique.

Toute neurasthénie est le produit de deux facteurs : d'une part la prédisposition, la structure congénitale qui prépare les centres à cette forme de déséquilibre ; d'autre part la cause occasionnelle, somatique, qui réalise ce déséquilibre. Si le premier facteur est prédominant, au point de paraître unique, on a la neurasthénie constitutionnelle, et, dans certaines formes de celle-ci touchant à l'aliénation mentale, états psychasthéniques plutôt que

(1) GILBERT BALLET et PHILIPPE, *Revue neurologique*, 1903, p. 846.

neurasthéniques, dans ces formes-frontières, les troubles somatiques objectivement appréciables peuvent manquer presque complètement. Lorsque le deuxième facteur est prédominant, laissant dans l'ombre la prédisposition au point qu'on a souvent nié son existence, dans les neurasthénies acquises, le trouble somatique existe toujours. Les phénomènes subjectifs ne sont que le retentissement douloureux dans la conscience des modifications qu'a subies l'organisme.

Comme conclusion de cette discussion un peu longue, quelque exagérée que puisse paraître cette opinion, nous n'hésitons pas à affirmer qu'*il n'y a pas de neurasthénies localisées, pas de neurasthénies monosymptomatiques, pas de neurasthénies sans phénomènes objectifs.*

Ainsi limité en d'étroites formules, le diagnostic de la neurasthénie, ramenée à ses frontières naturelles, devient facile. En matière d'accidents, il ne s'appliquera plus, il est vrai, qu'à un nombre de cas restreints ; nous verrons, dans les chapitres suivants, comment cataloguer les autres cas, auxquels pendant longtemps il s'est appliqué si complaisamment et si faussement.

§ 2. — PATHOGÉNIE

Il y a trois éléments pathogéniques à considérer : l'ébranlement physique, le shock nerveux émotif, le trouble moral résultant des suites légales ou autres.

Le rôle de l'ébranlement physique a été diversement apprécié, prédominant pour les uns, secondaire pour les autres ; prédominant pour ceux qui veulent encore ranger dans une seule catégorie tous les états névropathiques post-traumatiques ; secondaire pour ceux, dont nous sommes, qui distinguent des espèces. Les grands traumatismes, qui portent sur la tête ou s'accompagnent d'un ébranlement intense, avec perte de connaissance et symptômes cérébraux immédiats, donnent plutôt ce que nous décririons sous le nom de *commotion cérébro-spinale prolongée.* Ils peuvent aussi donner la neurasthénie traumatique ; même dans ce cas, nous admettrions volontiers l'influence prédominante des facteurs suivants.

Le shock nerveux émotif, surtout lorsque, pendant quelques secondes, le blessé a pu avoir la vision claire, la nette conscience de la catastrophe inévitable, paraît avoir dans beaucoup de cas un rôle très important. Sidéré par un danger contre lequel il a conscience d'être totalement impuissant, l'accidenté dépense en un instant toutes ses réserves d'énergie en manifestations stériles de peur atroce.

C'est par un mécanisme analogue, moins rapide, mais plus démoralisant encore parce qu'il se prolonge, qu'agissent les suites pathologiques, économiques ou légales de l'accident : lésions graves et surtout crainte de lésions graves ; misère et surtout peur de la misère ; désir intense d'une indemnité et surtout peur de ne pas l'obtenir.

Janet surtout a finement analysé le mécanisme de ces émotions dépressives : « Il y a des circonstances, dit-il, auxquelles l'individu n'est pas adapté par son organisation antérieure et auxquelles, pour une raison quelconque, il n'est pas capable de s'adapter actuellement, quoiqu'il perçoive ces circonstances et qu'il sente la nécessité de réagir. Dans ce cas, on observe, à la place de la réaction utile, un ensemble de troubles dans toutes les fonctions de l'organisme, et c'est cet ensemble de troubles, survenant dans ces conditions, que je propose de désigner par le mot *émotion* (1) ». Les troubles des fonctions motrices, et particulièrement de l'action, que déterminent les émotions (nous ajouterons pour notre compte : les émotions dépressives seulement), résultent donc d'un défaut d'adaptation et d'une dérivation de l'activité qui se dépense « en phénomènes inférieurs ». Par la répétition,

(1) Il faut rappeler ici que dans la conception de Janet, très discutable d'ailleurs, le mot *émotion* ne s'applique qu'aux émotions que les autres psychologues qualifient de dépressives.

cette dérivation devient habituelle ; le sujet est incapable de réagir utilement, se dépense en manifestations émotives. La neurasthénie est constituée. Il faut encore citer longuement Janet :

« On ne saurait assez répéter qu'il y a une identité presque complète entre l'analyse des phénomènes de la fatigue et celle des phénomènes de l'émotion, entre les *maladies déterminées par la fatigue* et les *maladies déterminées par l'émotion.* Or la fatigue a un caractère essentiel, c'est qu'elle détermine un abaissement du niveau mental avec disparition des phénomènes supérieurs d'adaptation au présent et exagération des opérations inférieures par dérivation, c'est-à-dire qu'elle va précisément accroître les phénomènes précédents. Ce processus, une fois commencé, fait la boule de neige et détermine des troubles de plus en plus grands. Ces troubles de toutes les fonctions sont très irréguliers et très difficiles à prévoir d'une manière générale : l'excitation déterminée par dérivation amène tantôt des agitations, tantôt des shocks paralysants, tantôt des épuisements par excès de fonctionnement ; l'épuisement des fonctions supérieures se manifeste soit par de la paralysie, soit, quand il est léger, par de l'agitation. Tous ces phénomènes sont réglés par des lois générales physiologiques et psychologiques dont les effets sont très complexes. L'émotion n'en reste pas moins dans son ensemble *une dépression de la tension psychologique accompagnée de dérivation, déterminée par l'insuffisance de l'adaptation et par les efforts impuissants pour y remédier* ».

Cette façon d'envisager la pathogénie de la neurasthénie nous explique très bien certaines particularités depuis longtemps signalées : l'apparition des phénomènes souvent après plusieurs semaines, plusieurs mois même, lorsque les suites de l'accident ont pu avoir leur retentissement émotif répété ; la guérison rapide si fréquente après la solution du procès.

L'abattement, le découragement, la dépense des forces en manifestations émotives, « en phénomènes inférieurs », qui est la façon de réagir des faibles, n'est pas la seule. A côté de ceux-là qui font de la neurasthénie, il y a ceux qui luttent vigoureusement, âprement, avec l'idée fixe non seulement d'une indemnité à gagner, mais d'une véritable revanche contre l'ennemi, le patron ou la compagnie d'assurances. Ceux-là font de la sinistrose, nous les retrouverons.

Parmi les suites naturelles d'un accident, il y a un autre élément sur lequel on n'a pas encore attiré l'attention, c'est la *perte de l'entraînement* résultant d'une inactivité prolongée. Dans les grands centres manufacturiers, surtout métallurgiques, l'ouvrier, par un entraînement progressif commencé dès l'adolescence, arrive à fournir, en quelques heures et sans effort, une somme de travail parfois colossale, souvent, il est vrai, avec l'appoint d'excitants neuro-musculaires, alcool et alimentation trop carnée. Survienne une maladie quelconque qui l'immobilise un mois, lorsqu'il se remettra au travail, l'effort qu'il donnait sans peine lui paraîtra insurmontable. Néanmoins, comme il ne peut compter que sur lui-même, que l'aveu d'une défaillance lui apparaît comme une menace de renvoi, il trouvera dans l'impérieuse nécessité qui le talonne l'énergie de refaire son entraînement.

Les conditions sont tout autres lorsqu'il s'agit d'un accident du travail. Le blessé retourne à l'usine et constate la diminution de ses forces. Fera-t-il l'effort indispensable, comme dans le cas précédent? Non, probablement, car il a peur que plus tard la compagnie d'assurances, se basant sur le travail accompli, méconnaisse sa diminution de capacité et son droit à l'indemnité. Il exagérera plutôt en sens inverse, se suggestionnera lui-même, et, suivant ses tendances réactionnelles propres, fera de la neurasthénie ou de la sinistrose. C'est là une des raisons, très importante à notre avis, qui ont fait que, depuis la loi de 1898, les incapacités de travail consécutives aux accidents ont augmenté dans des proportions invraisemblables.

§ 3. — DIAGNOSTIC

Dans ce chapitre, comme dans tout le cours de cet ouvrage, nous envisagerons seulement ce qu'il y a de propre aux accidents du travail.

Le problème de beaucoup le plus difficile, c'est de distinguer de la neurasthénie les cas extrêmement nombreux où les troubles nerveux sont symptomatiques d'une lésion matérielle des centres. Nous les étudierons dans le chapitre suivant.

On confond souvent avec la neurasthénie une série de troubles, auxquels nous donnerions volontiers le nom de *méiopragies organo-traumatiques.*

En voici un exemple typique et très fréquent : un ouvrier reçoit un coup sur la tête ; le traumatisme paraît léger, les suites semblent devoir être nulles. A partir de ce moment, cependant, le blessé se plaint de vertiges, de bourdonnements d'oreille, de surdité. Il est adressé au spécialiste qui trouve des lésions de sclérose otique, capables d'expliquer les troubles en très grande partie. Pourtant, l'enquête bien faite démontre qu'avant l'accident le blessé ne s'était jamais plaint, ne paraissait avoir ni surdité, ni vertiges, accomplissait normalement son travail. Il semble bien y avoir dans les plaintes du blessé un peu d'exagération, mais il n'est pas douteux néanmoins qu'il y ait eu après l'accident une brusque diminution de capacité.

Voici un autre cas : un homme de cinquante ans exerçant une profession pénible est la victime d'un accident quelconque. Après la guérison des blessures, il essaye vainement de reprendre son travail : il est arrêté par la dyspnée d'effort, les palpitations, l'asthénie, avec parfois des céphalées, des maux de rein, des vertiges, de l'insomnie, tous symptômes qui peuvent en imposer pour de la neurasthénie. A l'examen somatique, on trouve de l'hypertension artérielle, de l'exagération du deuxième bruit, des artères athéromateuses, de la tachycardie, souvent des signes d'éthylisme et un foie gros, pas d'albuminurie cependant, de l'emphysème quelquefois : c'est un scléreux. Pourtant, là encore, rien à noter avant l'accident : il accomplissait un travail pénible.

Voici un autre ouvrier : il a soixante ans; cependant, jusque-là il était resté vigoureux ; son cerveau n'avait pas donné de signes de défaillance. Un accident, et c'est un vieillard, cassé, fini, avec tous les stigmates de la déchéance définitive.

Nous avons pris les cas les plus typiques, ceux où la lésion anatomique saute aux yeux, où le diagnostic s'impose, et où il s'agit simplement de préciser l'importance qu'a eue le traumatisme pour précipiter l'apparition des symptômes. Mais combien d'autres cas où la lésion plus fruste, à son début, demande, pour être dépistée, un examen minutieux et un sens clinique des plus avertis? Combien de fois n'a-t-on pas qualifié de neurasthéniques des éthyliques un peu scléreux ; des dyspeptiques, des hépatiques, des cardio-rénaux simplement intoxiqués ; des cérébraux congestifs, des cérébro-scléreux lacunaires, des séniles précoces ; des insuffisants, des méiopragiques d'un organe quelconque, alors que la lésion est encore minime et que le traumatisme a provoqué l'apparition brusque de troubles encore mal caractérisés !

Cette propriété qu'a le traumatisme de précipiter les déchéances organiques s'explique assez facilement. La *perte de l'entraînement*, dont nous avons déjà parlé, joue un rôle considérable. C'est grâce à l'entraînement que toutes ces lésions restent assez longtemps silencieuses, suppléant à l'insuffisance des cellules défaillantes par un surcroît de travail des cellules restées saines. L'entraînement, une fois perdu, ne peut plus se refaire comme dans un organisme jeune et sain.

Dans tous ces cas qui simulent la neurasthénie, l'auto-intoxication par lésion soit des émonctoires, soit des organes antitoxiques, joue un rôle considérable. L'ouvrier qui exerce une profession pénible, très souvent éthylique, est toujours un suralimenté, presque toujours avec trop de viande. Il supporte ce régime parce que, fournissant un travail énorme, il brûle convenablement. Le voici immobilisé par une blessure, il ne change rien à son régime, digère mal, brûle encore plus mal, surmène tous ses organes, demande à ses viscères l'effort qu'il ne demande plus à ses muscles. L'auto-intoxication précipite la sclérose et, dans un cercle vicieux fatal, s'achève une déchéance irrémédiable, qui, sans le traumatisme, aurait pu tarder plusieurs années. Nous avons vu un grand nombre de ces cas; les envisager tous serait parcourir la plupart des chapitres de la pathologie. Nous insistons seulement sur ce point qu'il est très facile de confondre certains de ces cas avec la neurasthénie, surtout lorsqu'on admet que celle-ci n'a pas de signes objectifs et que sa symptomatologie n'est pas forcément au complet. En lisant les observations des auteurs, nous avons eu l'impression que cette confusion avait souvent été faite et nous croyons que c'est là une des raisons qui ont agrandi si démesurément le domaine de cette maladie.

Que dirons-nous de l'*hystéro-neurasthénie* ? Sans doute elle existe, mais elle est extrêmement rare. Personnellement, *nous ne l'avons presque jamais rencontrée.* Et cependant, dans les livres spéciaux sur cette question, elle encombre les chapitres. Il est vrai de dire que, pour admettre l'hystérie, on s'est contenté de constater les prétendus stigmates, ces observations étant antérieures aux travaux récents qui ont démontré que ces stigmates n'avaient aucune importance. Il est vrai aussi que, pour admettre la neurasthénie, on s'est contenté de très vagues symptômes subjectifs, que l'on a rangé sous ce titre des observations indiscutables de lésions des centres : les livres classiques de Bouveret, de Blum, de Thoinot, de Vibert, fourmillent de telles observations... Quoi de plus commode ? Le blessé accuse des souffrances dont on ne sait la cause ? Bien : neurasthénie ! On recherche les stigmates ; on les trouve, puisqu'on les crée. Parfait : hystéro-neurasthénie ! Voyez comme c'est simple.

C'est précisément à cause de cette confusion que nous avons cru utile, au risque de schématiser trop, d'enfermer en d'étroites formules le diagnostic de ces deux maladies.

IV. — DES ENCÉPHALOPATHIES CONSÉCUTIVES A LA COMMOTION CÉRÉBRO-SPINALE

Les faits que nous rangerons sous ce titre ont été décrits pour la plupart en France au chapitre de l'hystéro-neurasthénie, en Allemagne sous le nom de névrose traumatique, confondus dans les deux pays avec ceux que nous avons classés aux deux chapitres précédents et ceux que nous décrirons au chapitre suivant.

Ce n'est pas sans réserves cependant que les élèves de Charcot admettent la nature purement fonctionnelle de ces accidents. « Il n'est pas contestable, dit Bouveret (1), qu'il y ait des cas d'accidents nerveux consécutifs aux traumatismes avec lésion du système nerveux central, et il est encore très vraisemblable que cette lésion consiste en îlots nombreux de myélite et d'encéphalite développés autour de petits foyers de contusion ou d'hémorragies capillaires ». « Il est souvent presque impossible au début de distinguer les phénomènes hystéro-traumatiques de ceux qui résultent d'une lésion des centres », dit Blum (2), et, de fait, sa monographie contient plusieurs cas relevant incontestablement de lésions organiques. Vibert, qui admet la dénomination de névrose traumatique, tout en restant fidèle à la doctrine française (3), range sous la même étiquette les cas de névrose pure et

(1) Bouveret, *loc. cit.*, p. 329.

(2) Blum, *loc. cit.*, p. 146.

(3) Vibert, Les accidents du travail. J.-B. Baillière et fils, 1906. « Sous ce terme de *névrose traumatique* ou d'*hystéro-neurasthénie traumatique*, on désigne... », dit-il, p. 531.

ceux où la lésion est probable ou même évidente. « Cela revient à peu près au même pour la thèse que nous soutenons (1) », dit-il.

En Allemagne, la névrose traumatique n'est guère mieux délimitée ; on ne sait pas s'il faut lui attribuer des lésions ou non. Le terme de névrose semble indiquer des troubles purement fonctionnels, et cependant la plupart des auteurs penchent pour l'existence de lésions organiques.

Le tort qu'on a eu et qui a créé toute cette confusion, c'est de vouloir rattacher tous les troubles nerveux post-traumatiques sans lésions *évidentes* à un seul type nosologique. Il faut distinguer des espèces. Le groupe morbide dont il s'agit ici s'individualise par ses lésions, ses symptômes, son évolution et même son traitement.

§ 1. — ANATOMIE PATHOLOGIQUE

1° **Mécanisme des lésions.** — Les centres nerveux peuvent être lésés gravement, sans subir d'agression directe, la boîte crânienne, la colonne vertébrale, les méninges restant intactes. Le mécanisme de ces lésions a fait l'objet d'un grand nombre de travaux et d'expériences ; peut-être en a-t-on exagéré la complication. Malgré son appareil de protection, le cerveau subit des chocs et des déformations qu'il est facile de se représenter.

1° Suspendu en quelque sorte dans le liquide céphalo-rachidien, le cerveau perd une grande partie de son poids, mais non tout son poids. Il conserve donc une certaine inertie. Dans les chutes d'un lieu élevé, lorsque le corps, animé d'une certaine vitesse, vient s'écraser sur le sol, la tête subit un arrêt brusque, soit qu'elle heurte la terre, soit que le crâne subisse le choc de la colonne vertébrale raidie, dans la chute sur les pieds ou le siège. Dans tous ces cas, le cerveau, en vertu de son inertie, s'écrase contre

(1) Vibert, p. 602.

la boîte cranienne. Très atténué par la perte de poids résultant de l'immersion dans le liquide céphalo-rachidien, le choc peut néanmoins avoir des conséquences graves, en raison de la fragilité des tissus nerveux.

2° Lorsqu'un objet contondant vient frapper fortement le crâne en un point limité, il se produit des effets mécaniques de deux ordres :

A. Surtout si l'objet a une certaine masse, il y a un mouvement transmis à la totalité de l'extrémité céphalique. Toujours en vertu de son inertie, le cerveau, dans un premier temps, reste immobile ; dans un deuxième temps, heurté par la boîte cranienne mise en mouvement avant lui, il subit une attrition et, à son tour, est projeté dans la direction du mouvement transmis ; dans un troisième temps, il vient s'écraser contre la boîte cranienne arrêtée avant lui. C'est là à peu près l'ancienne théorie du contre-coup. Elle est irréfutable et Duret a eu tort de l'abandonner ; on peut seulement discuter la part exacte qui lui revient dans ce mécanisme complexe. Elle explique en tout cas très bien que les lésions aient leur maximum au point traumatisé et au pôle opposé.

B. Lorsque l'objet contondant n'a pas une grande masse, mais qu'en raison de sa vitesse il déploie néanmoins une force vive considérable, l'ébranlement se traduit, non pas par un déplacement en totalité de l'extrémité céphalique, mais par une série de mouvements vibratoires : au point touché, dépression, puis retour en place, puis dépression, etc. Grâce à l'élasticité osseuse, ces mouvements oscillatoires peuvent acquérir une grande amplitude. Ces vibrations se transmettent au cerveau, dans les mêmes conditions mécaniques que les mouvements plus étendus signalés dans le paragraphe précédent, et les lésions prédomineront toujours aux deux pôles opposés.

3° Dans les cas précédents, il y a non seulement déplacement, mais déformation de la masse encéphalique. Cette déformation résulte évidemment de ce que le mouvement n'est pas également transmis à toute la masse. Des aplatissements ou allongements successifs se produisent ; les éléments nerveux glissent les uns sur les autres jusqu'à produire, comme nous le verrons, des ruptures de leur gaine de myéline, et sans doute, à plus forte raison, de leurs prolongements protoplasmiques.

4° Enfin, il faut peut-être faire jouer un rôle aux mouvements du liquide céphalo-rachidien lui-même, suivant la théorie de Duret. D'après cet auteur, dont les expériences sont classiques, il se produirait au niveau du point traumatisé un cône de dépression, au pôle opposé un cône de soulèvement compensateur, en ces deux points par conséquent des variations dans la tension du liquide céphalo-rachidien. Ces variations de tension ont leur retentissement dans les gaines péri-vasculaires qui communiquent avec les espaces sous-arachnoïdiens. Il en résulte soit de l'anémie de l'écorce par excès de tension, soit des ruptures vasculaires par défaut de tension dans ces gaines. Tous ces effets seraient d'ailleurs amplifiés et entretenus par des phénomènes de vaso-constriction réflexe ou de vaso-dilatation paralytique. Cette théorie, qui fait appel à beaucoup d'hypothèses, ne laisse pas que d'être assez obscure.

5° Sans que l'extrémité céphalique subisse aucun contact, dans les ébranlements violents de tout le corps, dans une collision de chemin de fer par exemple, les mécanismes précédents peuvent encore être mis en jeu, par suite d'une série de mouvements alternatifs d'une grande rapidité.

Par des changements soudains dans la circulation cérébrale, l'émotion elle-même ne pourrait-elle pas provoquer de la commotion? Nous ne le croyons pas, mais enfin la chose est soutenable.

2° **Étude des lésions.** — Les lésions peuvent aller jusqu'à la contusion cérébrale depuis longtemps bien connue. A l'autopsie, on trouve alors soit au point traumatisé, soit au pôle directement opposé, la substance cérébrale un peu attritionnée avec un semis de petites hémorragies, ressemblant à des grains de tabac qu'on aurait laissé tomber sur les coupes. A l'examen microscopique, des lésions multiples interstitielles, nerveuses et vasculaires, les unes nettement traumatiques, les autres réactionnelles. En ces points de contusion cérébrale, il peut ensuite se produire des lésions secondaires et tertiaires multiples : hémorragie grave, le plus souvent mortelle au bout de quelques jours, plaque de méningite, cicatrice scléreuse, kyste, etc. L'étude de la contusion cérébrale ne rentre pas dans le cadre que nous nous sommes tracé. La symptomatologie en est celle des lésions en foyer. Cependant, lorsqu'elle a son siège dans l'une des zones silencieuses du cerveau, elle peut être confondue avec la commotion simple, qui l'accompagne d'ailleurs toujours et dont nous allons étudier les lésions.

Il serait sans doute désirable de pouvoir distinguer les lésions purement mécaniques, conséquences directes et immédiates du traumatisme, des lésions réactionnelles qui leur succèdent. Mais, d'une part, les premières peuvent être extrêmement minimes, difficiles à distinguer des altérations *post-mortem* produites simplement par l'extraction du cerveau, d'autre part les secondes existent déjà une heure après le traumatisme (Scagliosi) (1). Lutzenberger (2) a cependant signalé des lacérations des gaines médullaires, des glissements des éléments nerveux les uns sur les autres pouvant dans la moelle altérer la disposition des colonnes blanches et grises, au point de simuler une hétérotopie. De tels glissements ne peuvent évidemment se produire sans rupture de nombreux prolonge-

(1) Scagliosi, Recherches sur les altérations histologiques de l'encéphale et de la moelle consécutives à une commotion cérébrale (*Sem. méd.*, 1898).

(2) Lutzenberger, Anatomie pathologique du traumatisme nerveux (*Arch. di Neurol.*, 1897, f. 5).

ments protoplasmiques, et c'est là sans doute le substratum des amnésies traumatiques, dont la production instantanée ne peut pas être attribuée aux lésions réactionnelles secondaires.

En ce qui concerne la cellule nerveuse, ces lésions réactionnelles paraissent reconnaître une triple origine : la cellule réagit à la rupture de ses prolongements, à l'ischémie résultant soit de la compression des artérioles par le liquide céphalo-rachidien hypertendu dans leurs gaines (Duret), soit de la vaso-constriction réflexe ; la cellule réagit enfin aux troubles de la circulation lymphatique (Hartmann) (1). Ces lésions réactionnelles sont très précoces ; Scagliosi les a vues commencer sept heures après le traumatisme ; elles sont très considérables au bout de vingt-quatre heures ; elles sont moins précoces cependant que les altérations des cellules névrogliques déjà manifestes au bout d'une heure. Dans le corps de la cellule nerveuse, on signale un changement dans la disposition de la substance chromatophile (Lutzenberger, Scagliosi), parfois de la karyokinèse (Marinesco), mais sans division du corps cellulaire, des varicosités sur les prolongements, enfin de la nécrose [Scagliosi, Marinesco (2), Hartmann, Stcherbak (3), Bruns, Nonne] avec chromatolyse, vacuoles, effacement des noyaux, puis destruction de la cellule. Ces altérations forment souvent de petits foyers, autour desquels les lésions interstitielles sont au maximum.

Retour de la névroglie à l'état embryonnaire, infiltration d'éléments phagocytaires d'origine variée, corps gra-

(1) HARTMANN, Recherches cliniques et anatomo-pathologiques sur les lésions traumatiques non compliquées de la moelle épinière (*Jarbüch. f. Psych. und Neur.*, t. XIX, fasc. 3, p. 380.)

(2) MARINESCO, *Congrès de Moscou*, 1897, section 7, p. 236.

(3) STCHERBAK, *Revue (russe) de psychiatrie, de neurologie et de psychologie expérimentale*, n° 4, p. 193-210, 1907, et *L'Encéphale*, 2e année, n° 5, p. 521-536, 1907).

nuleux, endartérite et périartérite, puis édification d'un tissu adulte de sclérose, soit par plaques, soit autour des foyers nécrotiques (Marinesco), ce sont à tous les degrés des réactions inflammatoires banales, qui justifient le terme d'encéphalite qu'on a si souvent employé pour les caractériser. Ces lésions des tissus de soutènement, en grande partie secondaires à celles de l'élément noble, réagissent à leur tour sur celui-ci pour précipiter sa nécrose. Hartmann, en particulier, attache une grosse importance aux troubles de la circulation lymphatique. Il a vu les lésions du tissu conjonctif, des méninges et de la névroglie provoquer dans la moelle un refoulement de la lymphe dans les espaces périvasculaires et péricellulaires, et à côté des lésions nerveuses primaires mécaniques, des dégénérations nerveuses secondaires d'origine ischémique, il a décrit des dégénérations d'origine lymphogène. Ces troubles dans la circulation lymphatique sont aussi susceptibles de nous expliquer deux ordres de faits, d'une part l'efficacité thérapeutique de la ponction lombaire sur laquelle nous insisterons, d'autre part la formation, si souvent signalée à la suite des traumatismes craniens, de kystes à contenu séreux. Une paroi conjonctive autour d'un foyer nécrotique (Marinesco), une accumulation de la lymphe, voilà tout ce qu'il faut pour nous rendre compte de ceux-ci. Hartmann a vu aussi la lymphe être refoulée dans le canal central de la moelle, et cela peut aussi nous expliquer que certaines syringomyélies aient une origine traumatique (Guillain) (1).

Presque tous les résultats qui précèdent ont été obtenus expérimentalement, soit en provoquant un traumatisme plus ou moins violent, soit en provoquant une percussion rythmique et prolongée du crâne (Koch et Filehne, Scagliosi), soit simplement par l'application prolongée d'un

(1) Guillain, Th. de Paris, 1902, n° 198.

vibrateur à vibration forte sur la colonne vertébrale (Stcherbak).

Il serait indispensable de reprendre cette étude à l'aide des méthodes récentes d'histologie fine, chez les grands traumatisés, en examinant non plus les régions dilacérées ou contusionnées, mais les parties macroscopiquement saines.

Il y a, semble-t-il, dans ces altérations microscopiques consécutives à la commotion cérébro-spinale, quelque chose de spécial et qu'il faut souligner : c'est l'importance des lésions réactionnelles secondaires par rapport aux lésions primaires purement mécaniques. Ces dernières sont toujours minimes, au point qu'elles ont longtemps passé inaperçues et que, maintenant encore, elles sont très mal déterminées ; les premières au contraire ont été signalées dès les premiers travaux sur le railway-spine. Au début, elles traduisent simplement l'effort de l'organisme vers la réparation. Très souvent cet effort aboutit, et c'est pour cela que tant de commotions cérébro-spinales guérissent sans laisser de traces. Parfois, au contraire, dans les cas que nous avons étudiés, loin d'aboutir à la réparation, elles provoquent de nouvelles et plus étendues dégénérations nerveuses, celles-ci amenant à leur tour d'autres réactions interstitielles, dans un cercle vicieux fatal, dont l'aboutissant final est la déchéance démentielle.

Pourquoi ces différences de réactions ? Il faut invoquer en premier lieu l'âge du blessé, l'enfance et l'adolescence faisant évidemment plus facilement les frais d'une *restitutio ad integrum*, mais restant d'autre part plus exposées aux conséquences lointaines d'une réaction trop intense, les tumeurs et les kystes post-traumatiques (1). Il nous a

(1) L'origine traumatique d'un grand nombre de kystes est bien connue. L'influence des traumatismes craniens sur la production des tumeurs cérébrales est moins généralement admise. Cependant, dans les antécédents de ces malades, il est extrêmement fréquent, presque aussi fréquent que pour les kystes, de trouver un traumatisme subi dans l'enfance ou l'adolescence.

semblé que les troubles que nous étudions avec leur enchaînement et leur évolution progressive se voyaient surtout à l'âge moyen et au déclin de la vie, spécialement chez des sujets éthyliques, scléreux, vieillis avant le temps, auto-intoxiqués. Chez eux, la cellule nerveuse semble n'avoir plus la vitalité nécessaire pour réparer ses blessures : même celle qui n'a été que faiblement touchée subit une involution analogue à l'involution sénile et disparaît. Il se passe quelque chose d'analogue dans la paralysie générale ; lorsque celle-ci est nettement caractérisée, il est trop tard pour intervenir ; même si on jugule le processus spécifique par un traitement énergique, la cellule reste frappée à mort.

§ 2. — SYMPTOMATOLOGIE

Les symptômes sont très différents suivant la période où est examiné le blessé. Au début, immédiatement après l'accident, c'est le tableau bien connu de la commotion cérébrale : perte de connaissance avec stertor, résolution complète, parfois quelques mouvements convulsifs, pendant un temps qui varie de quelques minutes à plusieurs heures. Puis le blessé semble s'éveiller, reconnaît les personnes qui l'entourent, s'inquiète de ce qui est arrivé. A part de la céphalée, une courbature générale intense, une sorte d'abrutissement, il ne présente pas de symptômes graves ; il n'y a pas de paralysie, pas de troubles des organes des sens, pas de signes de fracture du crâne, rien qui puisse faire penser à une lésion en foyer. On porte un bon pronostic. De fait, pendant quelques jours les choses paraissent devoir bien tourner. Déjà cependant un examen minutieux pourrait déceler un déficit mental considérable, un engourdissement de toutes les facultés, parfois une amnésie traumatique que nous étudierons plus loin. C'est la phase des lésions primaires, purement mécaniques, se traduisant par un déficit simple souvent difficile à apprécier, sans phénomènes irritatifs bien marqués, à moins qu'il n'y ait eu contusion cérébrale ou hémorragie intracranienne. Cette période de *début*, puis de *latence*, de *méditation* en quelque sorte, ne dure que quelques jours.

Bientôt apparaissent des symptômes graves, de la céphalée, des étourdissements, des troubles intellectuels que nous étudierons en détail. C'est la période d'état pendant laquelle le médecin traitant pense à de la neurasthénie et au cours de laquelle l'expert doit se prononcer. C'est elle surtout que nous allons étudier, en nous attachant à distinguer ces malades des neurasthéniques avec lesquels ils sont si souvent confondus. C'est la phase des lésions réactionnelles.

Dans un autre paragraphe, nous dirons un mot de ce que deviennent ces blessés, quelle est l'évolution de leurs troubles.

I. — TABLEAU CLINIQUE A LA PÉRIODE D'ÉTAT.

A la période d'état, plusieurs mois après l'accident, lorsque le blessé se présente devant l'expert, on peut distinguer des symptômes cardinaux existant toujours à quelque degré, et des symptômes contingents, variables d'un sujet à l'autre.

A. **Symptômes cardinaux**. — Ils sont au nombre de trois :

1° Les TROUBLES INTELLECTUELS, bien qu'en général ils ne soient pas bruyants et demandent à être recherchés, sont très importants.

Au degré le plus bas, c'est un simple engourdissement de la pensée, qui fait que le blessé paraît un peu ahuri, fait attendre ses réponses, non pas qu'il les cherche, mais parce que la compréhension de la question est lente. Loin de s'étendre complaisamment sur ses souffrances comme le fait le neurasthénique, il faut le pousser, lui poser des questions précises, et alors se révèlent un grand nombre de malaises que, sans cela, il n'aurait pas accusés, de la céphalée, des étourdissements, de l'irritabilité... Cette particularité, qu'a déjà signalée Vibert, est assez caractéristique, car nous savons qu'il en est tout autrement chez les neurasthéniques. Il n'y a pas de confusion dans les idées, la mémoire est simplement paresseuse. Tout travail intellectuel est à peu près impossible : dites-lui de vous exposer par écrit ses souffrances, il reviendra en disant qu'il n'a pas pu ; il n'est pas « l'homme aux petits papiers » ; un neurasthénique, tout en accusant la même impuissance, apporterait un long mémoire. Donnez-lui une feuille de papier et une plume en lui disant d'écrire quelque chose : il restera un long moment la plume à la main, puis la reposera sans rien écrire. De tels blessés se font toujours accompagner par leur femme, car ils ont conscience de leur impuissance cérébrale. Ils lui cèdent volontiers la parole, et alors celle-ci explique que son mari est tout changé, qu'il a perdu ses facultés et surtout qu'il a changé de caractère : il est devenu, dit-elle, acariâtre, grincheux, ne supportant rien, s'emportant contre elle, contre ses enfants, se livrant même parfois à des violences. De fait, pour peu qu'on ait l'air de le contrarier, il n'est pas rare d'assister à un accès de colère. Cet état mental diffère du tout au tout de celui du neurasthénique geignard et pleurard, abondamment disert dès qu'il s'agit de ses souffrances, à l'effort intellectuel vif, sinon bien soutenu. Dans la grande majorité des cas, les troubles se bornent là.

A un degré plus élevé, c'est la torpeur, l'hébétement, l'imprécision des souvenirs, la confusion des dates, toujours avec une très grande irritabilité.

Enfin, dans de rares cas plus graves encore, on entre dans l'aliénation mentale ; c'est alors un engourdissement de toutes les facultés qui simule la démence, du semidélire surtout nocturne avec actes presque incohérents.

Ces malades peuvent très facilement être pris pour des déments paralytiques.

Dans certains cas assez rares, peut-être plus fréquents qu'on ne le dit cependant, on observe un symptôme très caractéristique, l'*amnésie traumatique*. Signalée par Louyer-Villermay (1), par Brodie, puis par Calmeil (2), Falret (3), bien étudiée par Azam (4), Ferré (5), débrouillée, éclaircie par Ribot (6), l'amnésie traumatique a fait l'objet d'un grand nombre de travaux. A l'étranger, il faut citer les noms de Hecker (7), Bruns (8), Henke (9), Kræpelin (10), Maudsley (11), Bell (12), Bishop (13). Schématiquement, les choses se passent de la façon suivante : à la suite d'un coup sur la tête, d'une chute d'un lieu élevé, d'un ébranlement de tout le corps, comme par exemple dans un accident de chemin de fer, le blessé sort du coma ; il regarde autour de lui, tout étonné, ne se rappelant *ni l'accident ni les faits qui l'ont précédé* (14). Cette amnésie s'étend sur une période de temps variable, quelques minutes, plusieurs mois, parfois des années. Toute une période de son existence est supprimée pour lui ; ce qui s'est passé pendant ce temps est non avenu (amnésie rétrograde). Pour toute

(1) Louyer-Villermay, Essai sur les maladies de la mémoire (*Mém. de la Soc. de méd. de Paris*, 1817), et art. *Mémoire*, in Diction. des sciences méd., t. XXXII.

(2) Calmeil, art. *Amnésie* du Diction. en 30 volumes. Paris, 1859.

(3) Falret, art. *Amnésie* du Diction. encyclopédique.

(4) Azam, Les troubles intellectuels provoqués par les traumatismes du cerveau (*Arch. gén. de médecine*, févr. 1881).

(5) Ferré, L'amnésie traumatique isolée. Bordeaux, 1881.

(6) Ribot, Les maladies de la mémoire, 1882.

(7) Hecker, *Med. Jahrbuch f. Nassau*, 1848, p. 246.

(8) Bruns, Die Chirurg. Krankheiten, 1864.

(9) Henke, *Zeitschrift f. Staatsarneikunde*, t. XXXV, p. 47.

(10) Kræpelin, *Arch. f. Psych.*, 1886-1887.

(11) Maudsley, *Path. de l'esprit*, traduction Germont. Paris, 1883.

(12) Bell, *Edimburg med. Journ.*, 1883.

(13) Bishop, *American Journ. of insanity*, 1897.

(14) Cette amnésie rétrograde a été signalée pour la première fois par Brodir, *Medico-chirurgical transactions*, 1825.

cette période la lacune est absolue, c'est la nuit noire, c'est un scotome dans le champ de la mémoire. Pour tous les autres souvenirs, pour les faits emmagasinés dans les périodes antérieures, pour les connaissances intellectuelles ou professionnelles acquises antérieurement, la mémoire est intacte. Tantôt la lacune s'arrête là, les faits nouveaux se fixent normalement ; tantôt elle se prolonge, les faits nouveaux ne sont plus enregistrés. Suivant la terminologie adoptée, il y a alors amnésie rétro-antérograde ou amnésie continue.

L'évolution est habituellement la suivante : la faculté d'enregistrer de nouveaux souvenirs est la première récupérée ; l'amnésie continue prend terme. Puis le scotome se rétrécit, progressivement, les souvenirs réapparaissent les uns après les autres, jusqu'à l'accident. Celui-ci reste le plus souvent enseveli dans l'oubli ; cependant, parfois, certaines lueurs, des éclairs de souvenirs surgissent, très difficiles il est vrai à distinguer de ce que le malade *sait* pour l'avoir entendu raconter sur les circonstances qui ont accompagné sa blessure.

Cette forme d'amnésie n'appartient pas en propre aux traumatismes, mais, lorsqu'elle reconnaît cette étiologie, on peut la considérer comme assez caractéristique de la commotion cérébro-spinale. Il est peu probable que l'émotion seule puisse lui donner naissance, comme l'ont soutenu Benoit (1) et Lacombe (2).

Il est vrai que l'hystérie peut la simuler, surtout dans les faits que l'on décrivait autrefois si copieusement sous les noms d'états seconds, de dédoublement de la personnalité, et qui n'étaient proprement que des fumisteries de mythomanes plus ou moins conscients. Il ne doit sans doute pas être très difficile, en raison de la mentalité spéciale de ces malades, de les distinguer.

(1) Benoit, Th. de Paris, 1899.
(2) Lacombe, Th. de Paris, 1903.

Cette forme d'amnésie n'appartient pas à la neurasthénie, ni à la sinistrose.

Lorsqu'on la trouvera, surtout si elle est bien nette, elle devra donc orienter le diagnostic vers la commotion cérébro-spinale.

D'autres troubles intellectuels encore peuvent se voir ; mais alors la commotion cérébro-spinale ne joue qu'un rôle étiologique secondaire. C'est la confusion mentale, le délire onirique plus ou moins hallucinatoire des grands traumatisés éthyliques, scléreux et auto-intoxiqués, ou infectés. C'est la paralysie générale, presque toujours, sinon toujours, d'origine syphilitique, au moins dans ses formes bien typiques, et dont le traumatisme n'a fait que précipiter l'éclosion ou accélérer l'évolution. Ce sont enfin les psychoses pures, la manie, la mélancolie, la psychose maniaque dépressive, toutes les folies héréditaires dont un accident peut être la cause occasionnelle. De tous ces troubles nous n'avons pas à nous occuper.

A côté des troubles intellectuels, en dehors des modifications du caractère que nous avons déjà signalées, il y a chez ces malades, comme chez les neurasthéniques, un état émotif dépressif fait de compréhension de leur déchéance, d'angoisse pour l'avenir, de découragement, traversé d'accès d'irritation, de mouvements de colère impuissante. Moins hypocondriaques que les neurasthéniques et avec plus de raison de l'être, moins geignards et cependant plus vraiment désespérés au fond, ces malades ont un état mental qui les rapproche davantage de ceux qui sont fortement touchés par une lésion organique, tumeur, syphilis...

Tous ces troubles intellectuels ou émotifs ont dans leur évolution des particularités sur lesquelles nous reviendrons.

2° La *céphalée* est continue, gravative, occupant tout le crâne, donnant au malade la sensation que sa tête va éclater. Elle s'apaise un peu au repos complet, présentant parfois cependant des exacerbations que rien ne justifie, même pendant le sommeil. Elle offre un caractère important, celui d'être exagérée par tout ce qui tend à congestionner l'extrémité céphalique : les efforts, et c'est pour cela que le blessé se déclare incapable de tout travail ; les repas abondants ; l'alcool, les blessés insistent souvent là-dessus ; simplement l'action de se baisser, d'aller à la selle, etc. Le bruit, les excitations sensorielles, le travail intellectuel, les efforts d'attention exagèrent aussi cette céphalée, qui ressemble ainsi assez à un état migraineux permanent.

En dehors de cette douleur diffuse, lorsque le traumatisme a été localisé, il y a presque toujours un point douloureux là où il a porté. Cette souffrance est spontanée et provoquée ; c'est en ce point que se font sentir surtout les exacerbations ; la pression détermine une douleur extrêmement vive, qui se traduit dans la mimique du malade et dans le geste instinctif qu'il a de se baisser pour fuir le doigt de l'observateur ; tout autour de ce point la douleur s'irradie en s'atténuant. Le plus souvent il y a de l'hyperesthésie des téguments et le frôlement des cheveux seul suffit à réveiller la douleur. Tout cela même lorsque l'examen le plus minutieux ne révèle absolument rien d'objectif, ou simplement une cicatrice cutanée insignifiante.

La percussion du crâne est également pénible, augmente la douleur diffuse, et réveille la douleur localisée, même lorsqu'elle est faite à distance du point traumatisé.

3° Les *étourdissements*, que Vibert a bien décrits et sur lesquels insistent les blessés, leur attribuant toute leur incapacité, sont constitués par une exacerbation momentanée des symptômes précédents. Tout d'un coup la céphalée se fait insupportable, les idées deviennent confuses, la vue se brouille, le malade est obligé de s'appuyer à un meuble ou de s'asseoir, il pâlit, balbutie, porte les mains à sa tête. Au bout d'un temps qui varie de quelques secondes à un quart d'heure, tout rentre dans l'ordre. Ces étourdissements se produisent dans les efforts, lorsque le blessé va à la selle ou simplement se baisse. Il n'est pas rare de les provoquer pendant l'examen, simplement en faisant tenir le blessé penché en avant la tête baissée. Ils s'accompagnent parfois de bourdonnements d'oreille, mais pas de sensation giratoire ni vertigineuse. Il y a un certain degré de déséquilibration et le blessé tomberait s'il ne s'appuyait sur quelque chose ; de fait, il est rare qu'il ne dise être tombé une ou plusieurs fois.

Ces étourdissements sont très différents des vertiges neurasthéniques, constitués à peu près uniquement par une sensation vertigineuse de balancement, de tournoiement, d'enfoncement du sol, sans déséquilibration objective. Ils sont différents aussi du vertige nettement labyrinthique, avec ictus véritable, sensation giratoire, tournoiement, bourdonnements d'oreille, troubles de l'audition ; cependant la dissemblance n'est pas toujours aussi profonde, nos malades accusent assez souvent un bruit dans la tête, la déséquilibration est souvent intense et il n'est pas impossible que la commotion labyrinthique joue un rôle dans sa production.

Ces étourdissements ressemblent davantage à ce qui se voit chez les congestifs cérébraux, les syphilis cérébrales, les paralysies générales au début...

B. **Symptômes inconstants ou accessoires.** — Aux trois symptômes cardinaux s'ajoutent souvent d'autres troubles fonctionnels qui, à une analyse superficielle, continuent à orienter faussement le diagnostic vers la neurasthénie.

L'INSOMNIE est habituelle, causée surtout par la céphalée. Le sommeil est coupé de cauchemars et de réveils angoissants, avec parfois un sub-délirium onirique, dans lequel revient très souvent l'idée fixe que le malade n'est pas chez lui et qu'il lui faut rentrer.

Le blessé accuse une PERTE GÉNÉRALE DES FORCES,

prédominante parfois d'un côté, et ceci a une très grosse importance, surtout s'il s'y ajoute des signes somatiques unilatéraux, que nous étudierons dans un instant. Il n'y a pas de paralysie localisée. Ce n'est pas non plus l'asthénie, l'épuisement rapide de la contraction comme chez les neurasthéniques.

Les SIGNES SOMATIQUES constatés à l'examen sont de beaucoup les plus importants ; ils sont malheureusement très inconstants, très variables d'un sujet à l'autre, suivant très probablement la localisation maxima des lésions en un point ou en un autre.

1° La **marche** a souvent quelque chose de spécial. Elle se fait les jambes écartées, parfois les mains étendues, prêtes à prévenir une chute. Hésitante, presque titubante, d'allure un peu spasmodique, festonnant légèrement, avec des mouvements saccadés, elle est, dans certains cas graves, identique à celle des paralytiques généraux.

Dans la **station debout**, le trouble est le même ; il y a une sorte d'instabilité motrice, des oscillations latérales, non croissantes, non augmentées par l'occlusion des yeux, comme dans le Romberg vrai. Il est probable que ces troubles de la marche et de la station debout sont en rapport avec des lésions cérébelleuses.

2° Les **réflexes tendineux** sont très variables. Lorsqu'ils sont altérés, il faut le plus souvent distinguer deux périodes, une première pendant laquelle ils sont diminués ou abolis, une deuxième pendant laquelle ils s'exagèrent. Lorsqu'ils sont nettement inégaux, le fait acquiert naturellement une importance capitale. La trépidation épileptoïde, qui existe souvent, n'est pas toujours facile à distinguer de la fausse trépidation des états purement névropathiques.

Le réflexe plantaire, lorsqu'il se fait en extension, chose tout à fait exceptionnelle, est un signe de premier ordre.

En somme, de ce côté, le plus souvent rien de net, rien de précis, des modifications dont on n'est pas sûr, qui donnent cependant l'impression de quelque chose d'organique.

3° Le **tonus musculaire** n'est jamais diminué comme chez les neurasthéniques.

Un signe que nous avons souvent rencontré et auquel nous accorderions volontiers une grande importance, c'est une ébauche de *Kernig*, et un hypertonus net dans la recherche du signe de Lasègue.

4° Nous n'avons, chez nos malades, jamais trouvé de signes *oculaires*, mais, en diverses observations se rattachant évidemment au syndrome qui nous occupe, nous avons vu signaler de l'inégalité pupillaire, des paralysies oculaires et même de l'atrophie optique.

5° L'épilepsie s'observe assez souvent, soit l'épilepsie localisée à un côté du corps, à un membre ou à un segment de membre, et alors symptomatique d'un foyer de contusion cérébrale ou de toute autre lésion en foyer, soit l'épilepsie généralisée. Celle-ci peut ne se distinguer en rien de l'épilepsie dite idiopathique. Elle peut pendant de longs mois constituer le seul signe bien net. Voici une observation intéressante : un jeune et fringant sous-officier, jeune marié heureux, fait une chute de cheval : simple étourdissement, pas de perte de connaissance ; les jours suivants, il demande simplement à être exempté de cheval. Cinq semaines après : première crise épileptique absolument caractéristique, persistance des crises malgré le traitement bromuré, apparition des troubles que nous avons étudiés plus haut, mise à la retraite avec pension un an après ; deux ans plus tard, entrée dans un asile dans un état de demi-démence.

6° La ponction lombaire, que nous avons pratiquée un grand nombre de fois, est intéressante au double point de vue diagnostique et thérapeutique.

Au point de vue diagnostique, il faut distinguer les cas simples et les cas compliqués.

Dans les cas simples, que nous avons surtout en vue,

les résultats de la ponction lombaire sont *constants* : il n'y a *jamais de lymphocytose* ; avec la réaction à l'acide azotique, j'ai toujours trouvé une quantité d'albumine paraissant normale ; je n'ai pas fait d'autres recherches. La lymphocytose est absente même dans des cas graves, anciens, datant de plusieurs années, ayant conduit les blessés à moitié déments dans un asile d'aliénés. Je citerai en particulier un buandier qui, à la suite d'une chute de 5 ou 6 mètres, fit rapidement des troubles graves, fut interné dans un asile et étiqueté paralysie générale traumatique par un aliéniste éminent. L'absence de lymphocytose constatée à plusieurs reprises suffit à éliminer ce diagnostic et l'aliéniste en question se rendit à mon avis. Le sous-officier dont j'ai parlé plus haut, devenu épileptique à la suite d'une chute de cheval et interné aussi dans un asile, présenta constamment un liquide céphalo-rachidien normal. Il y a là un élément diagnostique capital, qui suffit à distinguer le syndrome que nous étudions des cas où une symptomatologie peu différente répond à des lésions purement inflammatoires, traumatiques (méningites secondaires, fractures du crâne infectées, etc.) ou non (syphilis cérébrale, tuberculose, paralysie générale vraie).

Dans certains cas compliqués, le liquide céphalo-rachidien peut encore être normal ou le redevenir rapidement. J'ai vu, par exemple, le cas suivant : un ouvrier forgeron, maniant un lourd marteau, s'en frappe violemment au coin de l'arcade sourcilière droite ; chute, perte de connaissance, suites ordinaires de la commotion cérébrale, aucun signe de fracture. Au bout de quelques jours, en même temps que la plupart des signes que nous avons étudiés, il présenta des crises jacksoniennes absolument typiques localisées à la main droite, avec aura sensitive, parésie et cyanose. Le diagnostic était évident : foyer de contusion cérébrale, par contre-coup, au pôle directement opposé à l'arcade sourcilière traumatisée. Une dizaine de ponctions lombaires montrèrent constamment un liquide céphalo-rachidien normal.

Lorsqu'il y a irruption du sang dans les espaces sous-arachnoïdiens, soit par fracture du crâne, soit par contusion simple, mais superficielle, la ponction lombaire donne un liquide qui, après centrifugation, reste coloré en jaune. On trouve alors une lymphocytose légère, dix à quinze éléments par champ d'immersion ; mais cette lymphocytose est passagère, diminue en même temps que le liquide retrouve sa coloration normale, disparaît complètement une ou deux semaines après que toute coloration a disparu.

Les cas les plus embarrassants sont ceux où il y a eu des phénomènes d'infection. J'ai vu en particulier le cas suivant : un jeune homme de trente ans, suspect d'éthylisme, non syphilitique, n'ayant auparavant présenté aucun phénomène nerveux suspect, est victime d'un accident d'automobile : contusions superficielles, pas de blessures graves, mais commotion sérieuse. Je le vis pour la première fois deux mois après l'accident; il présentait d'une façon assez typique le tableau que nous avons décrit. Le médecin traitant me signale que trois semaines auparavant il a fait quelques symptômes méningés avec légère élévation de température, et qu'à ce moment on lui fit une injection intrarachidienne d'électrargol. Une douzaine de ponctions lombaires donnèrent un liquide d'aspect normal, mais contenant une quinzaine de lymphocytes par champ d'immersion. Le malade s'améliora progressivement ; à la dernière ponction, alors que tous les troubles avaient à peu près disparu, il y avait encore sept ou huit lymphocytes par champ. Dans ces cas, il convient évidemment de faire des réserves, soit au point de vue d'un diagnostic précis, soit au point de vue de l'avenir.

Au point de vue thérapeutique, la ponction lombaire est beaucoup plus importante encore. Son action, toujours utile, est parfois merveilleuse. Elle est utile *dans tous les cas* et *à toutes les périodes*, qu'il s'agisse de commotion *simple* ou *compliquée* de fracture du crâne, d'épanchement sanguin, voire même de signes d'infection méningée comme dans le cas cité plus haut.

Je n'ai pas eu à la pratiquer dans le coma qui suit immédiatement le traumatisme, mais je suis persuadé qu'elle faciliterait énormément le retour complet de la connaissance.

Je l'ai pratiquée assez souvent dans les premiers jours qui suivent. Ma règle de conduite est la suivante : une ponction tous les jours, toujours dans la position de décubitus latéral gauche ; je retire une quantité variable de 8 à 20 centimètres cubes ; comme il y a à peu près toujours de l'hypertension, j'attends que l'écoulement soit devenu à peu près normal, c'est-à-dire 60 à 80 gouttes par minute. Je ne fais d'aspiration que pour déboucher l'aiguille, lorsqu'elle s'obstrue. Le résultat est un apaisement *immédiat* des souffrances du malade : la céphalée est moindre, le sommeil meilleur, les idées moins confuses, les étourdissements plus rares. Au bout de cinq ou six jours, on peut en général espacer les ponctions, tous les deux jours, puis deux fois, puis une fois par semaine. Il est rare qu'une dizaine de ponctions ne suffisent pas. Lorsque le blessé déclare aller bien, surtout s'il n'y a en jeu aucune indemnité, il suffit de le tenir en surveillance et de renouveler les ponctions à la moindre menace.

Dans les cas plus anciens, la conduite à tenir est la même. Le succès est moins assuré : on peut néanmoins obtenir des guérisons complètes et presque toujours des améliorations très sérieuses. J'ai vu par exemple guérir complètement un homme de quarante ans, qui depuis *deux ans* présentait le syndrome que nous avons étudié à la suite d'une chute au fond d'un ravin profond. Dans les cas les moins favorables, il n'y a, après les premières ponctions, qu'une amélioration légère des souffrances, sans modifications appréciables des fonctions intellectuelles. Après la quatrième ou cinquième ponction, il n'y a plus du tout de rémission; il n'y a dès lors pas lieu de continuer, c'est un échec.

Nous ne savons pas évidemment comment agit la ponction lombaire ; cette action est même assez surprenante, car la quantité de liquide soustraite est minime et doit se reproduire très rapidement. Cette soustraction minime, et la baisse de tension qui s'ensuit, ont sans doute sur la sécrétion, sur la circulation et la résorption du liquide céphalo-rachidien, une influence que, dans certains cas, on peut pour ainsi dire prendre sur le fait. Voici par exemple le cas suivant : un homme de cinquante ans tombe en arrière et se traumatise violemment la nuque ; sur les suites immédiates, pas de renseignements, car il n'eut pas besoin de secours immédiat et lui ne se rappelle rien. Je le vis quinze jours après, dans un état de somnolence qui était presque un demi-coma ; le médecin traitant n'avait pas de renseignements, le blessé avait été vu quelques jours auparavant par des membres de sa famille qui l'avaient simplement trouvé bizarre. La ponction lombaire donna un liquide très fortement coloré en jaune ; à la deuxième ponction, la coloration était déjà beaucoup moindre ; au sixième jour, elle avait disparu. Le fait est donc celui-ci : liquide fortement coloré quinze jours après le traumatisme, disparition très rapide de cette coloration par des ponctions lombaires répétées. Même en invoquant une hémorragie secondaire dans un foyer de contusion, on peut bien inférer de ce fait que la ponction agit sur la circulation et la résorption du liquide céphalo-rachidien.

Cette action de la ponction lombaire sur la circulation du liquide céphalo-rachidien a naturellement pour conséquence une influence semblable sur la circulation lymphatique des centres, et si l'on se souvient des constatations faites par Hartmann, du rôle qu'il attribue aux dégénérations nerveuses d'origine lymphogène, il n'est peut-être pas impossible de s'expliquer l'action thérapeutique souvent merveilleuse de la ponction lombaire, action telle que nous n'hésitons pas à dire que dans *tous* les cas de commotion cérébrale on serait impardonnable de ne pas la pratiquer systématiquement.

II. — ÉVOLUTION DES TROUBLES.

Nous avons déjà montré comment se faisait le passage de la première période, correspondant aux lésions purement mécaniques, à la deuxième période, période d'état, phase des lésions réactionnelles.

Nous avons dit également qu'un grand nombre de ces malades pouvaient guérir, même après un temps assez long, plus de deux ans dans un de nos cas. Cette guérison est-elle absolue? Il faut faire à ce sujet les plus grandes réserves. Les traumatismes craniens, avec une disparition apparente de tous les troubles, peuvent laisser des modifications profondes de la *cérébralité*, tantôt un simple changement de caractère, tantôt une légère diminution des facultés à peine appréciable, parfois une perturbation profonde dans les tendances, dans la *conduite*, de la perversion des instincts, tous les troubles du sens moral qui s'observent dans la dégénérescence ; souvent une tendance aux céphalées, aux congestions céphaliques, qui fait de ces traumatisés des *cérébraux* pour le reste de leur existence ; quelquefois des troubles particuliers persistants, comme chez un de nos malades qui présentait des érections pénibles par leur persistance et remarquables par l'absence de désir correspondant ; peut-être enfin une prédisposition spéciale à faire d'autres lésions, telles que la paralysie générale, la syphilis cérébrale, le tabes, etc.

Il nous reste à dire ce que deviennent ceux qui ne guérissent pas, ce qui n'est pas très facile, car souvent on les perd de vue.

Il faut mettre en relief un premier point qui est capital. *La solution du procès, l'obtention d'une rente plus ou moins forte n'a qu'une influence très minime, presque nulle sur la guérison.* Cela seul suffirait presque à distinguer ces malades des hystériques et des neurasthéniques.

En dehors de la guérison plus ou moins complète que nous venons de signaler, l'état peut rester stationnaire ou s'aggraver.

Souvent l'état reste stationnaire, les malades restant des amoindris à tous les points de vue, presque incapables de toute occupation, voyant simplement leurs souffrances s'atténuer lentement, voués soit à une complication cérébrale qui les emportera, soit à une sénilité prématurée.

Dans d'autres cas, heureusement plus rares, dont nous avons cité quelques-uns, l'évolution est progressive, aboutit rapidement à un état voisin de la démence et conduit les malades dans un asile. Ils offrent alors, à un examen superficiel, une très grande ressemblance avec les déments paralytiques, et de fait, après avoir compulsé un très grand nombre d'observations de prétendue paralysie générale traumatique, je suis persuadé que la plupart d'entre eux présentaient le syndrome que nous avons en vue. Si l'on veut se donner la peine de faire un examen approfondi, il sera cependant toujours facile de distinguer ces deux ordres de malades. Koppen (1), qui nie la paralysie générale traumatique, a depuis longtemps montré que le trouble intellectuel de ces *déments post-traumatiques*, comme il les appelle, est tout différent de celui des paralytiques généraux. Il y a ralentissement des processus intellectuels, impuissance à fixer les impressions nouvelles, paresse de la mémoire, apathie, mais la démence n'atteindrait pas le haut degré qu'elle a dans la paralysie générale.

(1) Koppen, Sur les traumatismes cérébraux (service du professeur Jolly, Berlin) (*Arch. f. Psychiatrie*, t. XXXIII, fasc. 2, 1900).

Il est certain que dans beaucoup de cas on a l'impression d'une torpeur, d'un engourdissement plutôt que d'une perte définitive des facultés, et, de fait, on assiste parfois à un certain réveil de ces malades.

Mais les véritables caractères différentiels ne sont pas là. Ils sont d'abord dans l'état émotif qui n'est jamais gai, expansif, mégalomaniaque comme dans la paralysie générale. Ils sont dans les signes somatiques ; dans les cas qui nous occupent, jamais on ne trouvera l'embarras de la parole si caractéristique, les troubles de l'écriture, non seulement avec le tremblement qui peut à la rigueur être simulé, mais avec les omissions de mots ou de lettres, etc. Jamais enfin il n'y a de signe d'Argyll.

L'absence de lymphocytose dans tous les cas simples, et dans un grand nombre de cas compliqués, sera absolument convaincante, car il n'y a pas de paralysie générale sans lymphocytose.

Pour mon compte, je n'ai jamais vu de paralysie générale traumatique, et je suis persuadé que, si l'on élimine les démences post-traumatiques, il restera simplement des paralysies générales d'origine spécifique, dont un traumatisme a pu favoriser l'éclosion ou précipiter l'évolution.

* * *

En résumé, dans ce chapitre, nous avons utilisé deux séries de faits : des faits anatomiques et expérimentaux qui nous ont montré les lésions microscopiques consécutives à la commotion cérébro-spinale ; des faits cliniques qui nous ont fait connaître les troubles qui s'observent dans cette même commotion cérébro-spinale.

Il n'était peut-être pas téméraire de rapprocher les uns des autres.

V. — LA SINISTROSE PSYCHOSE DE REVENDICATION

La sinistrose est une maladie toute moderne. Elle a pris naissance le jour où a été proclamé, puis inscrit dans la loi, le droit pour tous les accidentés à une indemnité pécuniaire. Elle a coûté des millions aux Compagnies de chemins de fer, et après l'application des lois sur les accidents du travail, en Allemagne d'abord, en France ensuite, plus récemment en Belgique, elle a menacé gravement l'équilibre budgétaire des Compagnies d'assurance.

Comme le montrent les termes si souvent employés de névrose procédurière, de névrose de l'assurance, névrose de désir, d'attente, de concupiscence,... les médecins experts, depuis longtemps, ont reconnu le rôle que joue, dans la pathogénie des états névropathiques post-traumatiques, l'idée fixe d'obtenir réparation du dommage causé. Personne, avant Brissaud, n'avait songé à en faire une *maladie tout à fait à part*, bien distincte de l'hystérie, de la neurasthénie, de la névrose traumatique. Il faut lire en entier le magistral article qu'il lui a consacré (1).

Sous le haut patronage du maître illustre, si malheureusement disparu, la sinistrose a immédiatement conquis sa place en nosologie. La description parfaite de Brissaud venait si bien à son heure, répondait si bien à ce que tous les experts voient chaque jour et le formulait si heureusement, qu'il n'est pas à craindre qu'elle tombe

(1) Brissaud, La sinistrose (*Concours médical*, 16 février 1908, p. 116).

dans l'oubli. Il faut redouter davantage qu'elle ne prenne une place trop grande, et qu'après n'avoir parlé que d'hystéro-neurasthénie, on ne jure que par la sinistrose. Nous nous attacherons à fixer ses limites exactes.

§ 1. — ÉTIOLOGIE, PATHOGÉNIE, PROPHYLAXIE

Prenons le cas le plus simple. Voici un ouvrier qui vient de se casser la jambe : tant qu'il est sous le coup de l'émotion, tant qu'il souffre, l'instinct de conservation seul le mène, il ne songe qu'à sauver sa peau. Le voici dans son lit, un appareil immobilisant sa fracture, ne souffrant plus ; il a soufflé fortement, s'est palpé, a mangé avec appétit, fait son bilan anatomique, constaté les limites exactes du dommage. Il réfléchit. D'abord, retour sur le passé : « Tout de même, j'aurais pu y laisser ma peau », frayeur rétrospective ! « A qui la faute? » Il est bien rare qu'il s'accuse lui-même. Léger mouvement de colère. Coup d'œil sur l'avenir; il se voit immobilisé pendant de longues semaines. Et la femme, les enfants, le pain quotidien? Heureusement il y a la loi, « *son droit* », la Compagnie d'assurance. *Il faudra bien qu'elle paie* ! Et dans ce mot tient toute la sinistrose.

Il faudra bien qu'elle paie ! Et c'est la lutte de tous les jours, lutte faite tout d'abord de défiance contre tout ce qui représente ou semble représenter les intérêts de la Compagnie. Défiance contre le médecin, qui affirme la bénignité de l'accident et la guérison complète prochaine; défiance à l'égard des agents de la Compagnie, des enquêteurs, à l'égard de tout le monde.

C'est ensuite le demi-salaire qui est insuffisant, la misère qui vient, les inquiétudes présentes, l'angoisse de l'avenir, la colère de l'ouvrier, qui, méconnaissant le caractère forfaitaire de la loi, ignorant qu'il doit payer d'une partie de ses droits la responsabilité constante du patron, s'indigne d'une réparation insuffisante. En pareilles circonstances, le faible, le résigné, ou simplement celui qui a le sens exact de la situation, ceux-là, comme nous l'avons indiqué, très facilement feront de la neurasthénie. Le révolté fait de la sinistrose. *Il faudra bien qu'elle paie !*

Désormais c'est la lutte. La lésion évolue normalement, la fracture se consolide, la guérison approche. Le blessé redoute cette échéance. Quoi ! il lui faudrait reprendre son travail, affaibli et appauvri! Quoi! la Compagnie, si riche, s'en tirerait à si bon compte ! Ah ! non ! Et puis il sent bien qu'il n'est pas guéri, que jamais il ne retrouvera ses forces. *Il lui faut une rente.*

Il lutte avec les seules armes qui soient en sa puissance, son incapacité de travail, réelle et simplement exagérée tout d'abord, que bientôt il se suggérera à lui-même, à demi sincère dans ses allégations.

Il a prolongé sa convalescence au delà des limites permises (1). Le voici à un carrefour : accepter les propositions de la Compagnie et reprendre le travail, ou bien s'engager dans la voie des procès. Il sent bien que le médecin a raison, qu'il est à peu près guéri, que les malaises qu'il éprouve encore disparaîtront ; il voit bien d'un côté la reprise du travail, avec salaire entier et de nouveau l'aisance dans sa petite famille. Oui, mais si le médecin se trompait, s'il n'allait jamais reprendre sa capacité ancienne. Et puis, pendant le chômage, il a fait de petites dettes; c'est trop injuste que la Compagnie s'en tire à si bon compte. Une rente pour le reste de ses jours a tant d'attraits !

Parfois cependant il essaie, loyalement, en apparence du moins. Le voici à l'usine ; mais ce n'est pas impunément qu'on reste des mois au repos ; comme nous l'avons dit, il a perdu son entraînement, la besogne est au-dessus de

(1) Rappelons, avec Brissaud, que la même fracture simple de jambe demande quarante-trois jours d'hospitalisation pour un blessé non assuré, trois cents jours en moyenne pour un blessé assuré.

ses forces. Découragement, railleries, incitations mauvaises de ses camarades, exemples d'autres blessés, ayant dans des circonstances analogues obtenu une grosse indemnité... Ah ! non, il est trop bête, il ne travaillera pas. Il faudra bien que la Compagnie paie !

C'est alors la visite à divers médecins, ceux qui ont la réputation de donner de *bons* certificats ; c'est l'exagération des plaintes, l'énumération d'un tas de malaises. Le voici en possession d'un *bon* certificat. Ah ! celui-là *l'a bien connu*, il a bien vu qu'il était incapable de travailler. Il lit et relit ce précieux papier, étudie les symptômes énumérés, considère, avec une crainte mêlée d'espoir, les complications annoncées comme possibles, suppute ce que lui vaudrait le taux d'incapacité accordé.

C'est ensuite l'agent d'affaires plus ou moins véreux, qui prend sa cause en mains et lui promet monts et merveilles. Ce sont les visites à l'avoué, les comparutions au palais, toutes les phases de la lutte.

Elle est passionnante, cette lutte ! Se dresser tout seul, lui pauvre ouvrier, avec la seule force de *son droit*, contre la formidable puissance patronale ! Affronter les juges si imposants, les experts si sûrs (!) de leur science; avoir raison contre tous ; se dire qu'on a été plus fort qu'eux, plus malin ! Bientôt même la rente, cette proie si avidement désirée, passe au second plan. On veut triompher, pour triompher. C'est un sport.

Et voici peu à peu constituée une véritable psychose, maladie mentale, *psychose de revendication*, *délire systématisé*, absolument semblable à celui qui se développe chez les dégénérés, sous la seule influence de l'hérédité.

***

Nous avons suivi pas à pas le développement de cette pyschose de revendication. Il nous faut maintenant revenir sur quelques-uns des éléments pathogéniques et les souligner, en indiquant pour chacun d'eux les mesures prophylactiques qu'il conviendrait de prendre.

1° **La prédisposition est-elle nécessaire?** — Brissaud n'est guère explicite à ce sujet : « Elle n'exige ni plus ni moins de prédispositions que tous les troubles mentaux ou délires fortuits suscités par un accident ou un incident quelconque, avec ou sans traumatisme préalable ». Il fait remarquer qu'au demeurant, pour l'expert, cela n'a point d'importance, la loi n'admettant pas qu'on tienne compte de l'état antérieur.

Pour que la sinistrose se développe, il nous semble rationnel d'admettre un certain fonds de dégénérescence et débilité mentale pour que le sujet se prenne à ses propres revendications, au point de ne plus voir que le plaisir de la revanche, du triomphe, souvent au détriment de son intérêt propre. Il faut aussi une certaine dose d'autosuggestionnabilité, sans laquelle il ne serait qu'un vulgaire simulateur. Enfin la parenté, la ressemblance même avec les autres délires de revendication rendent *extrêmement probable* l'existence d'une certaine prédisposition.

De fait, dans les cas que nous avons vus, il s'agissait toujours de débiles mentaux, le plus souvent illettrés.

2° **Rôle des examens médicaux.** — Le premier examen et le certificat d'origine ont une très grande importance. Forgue et Jeanbrau (1) donnent à ce sujet d'excellents conseils : nécessité d'un examen absolument complet, diagnostic aussi précis que possible, description très détaillée des lésions, pronostic toujours présenté comme probable, jamais comme absolument certain. Ils conseillent de toujours mettre dans leurs appréciations : « *sauf complications* ». Nous ne sommes pas de cet avis; il faut craindre l'action suggestive de cette formule. Il

(1) Forgue et Jeanbrau, Guide du médecin dans les accidents du travail. Masson, 1909, p. 20.

ne faut pas oublier que le blessé aura connaissance de ce certificat ; il faut le rédiger de telle façon qu'il ne puisse y trouver que des suggestions favorables. Un optimisme trop grand est aussi à redouter qu'un pronostic assombri. L'idéal serait de faire comprendre *exactement* au malade où il en est, ce qu'il doit attendre, espérer ou craindre. Il faut qu'il n'ait dans le présent ni défiance, ni espoirs, ni craintes injustifiées, que l'avenir ne lui apporte pas de déceptions.

Dans les examens ultérieurs, le médecin traitant, qu'il soit choisi par le blessé ou délégué par la Compagnie devrait mettre tous ses soins, non seulement à soigner de son mieux une blessure, mais encore et surtout à s'enquérir de l'état mental de l'accidenté. Un médecin qui sait mériter la confiance de son malade, qui écoute ses plaintes avec sympathie, qui se fait son ami et son conseiller, pourra le plus souvent prévenir l'hystérie par une persuasion raisonnée, la neurasthénie par des encouragements et des promesses, la sinistrose par une représentation *exacte* de la situation *longuement expliquée et motivée.* Cette médecine des accidents du travail demande beaucoup de tact, un sens clinique très fin, beaucoup de science et *beaucoup de temps* ; il n'en est pas de plus difficile. Les Compagnies d'assurance commencent à le comprendre. Nous sommes persuadé que, dans l'avenir, aux honoraires de famine feront place les honoraires les plus grassement payés qui soient.

On ne saurait trop avertir les médecins des conséquences parfois désastreuses que peuvent avoir les *certificats dits officieux*, quêtés, de côtés et d'autres, par les blessés à la recherche d'une évaluation favorable de leur incapacité. Incomplètement informé sur l'accident et ses suites, impressionné par les plaintes du blessé et dans l'impossibilité de vérifier ses dires, mis dans l'obligation de formuler un diagnostic hâtif, le médecin a trop de tendances à entrer dans les vues de son client. Guidé souvent par des considérations humanitaires, se disant qu'il vaut mieux faire profiter du doute le pauvre blessé, que la riche Compagnie, il inscrit sur son certificat la forte incapacité. Il est bien peu de médecins qui, à leur début, ne se soient pas ainsi laissé influencer. Plus tard, on se rend mieux compte du mauvais service qu'avec les meilleures intentions du monde on rend ainsi aux accidentés eux-mêmes. Sans être moins bienveillant, on devient plus sévère, lorsqu'on a vu des malheureux, s'hypnotisant sur une rente à obtenir, retarder indéfiniment la reprise du travail, en perdre l'habitude et s'enfoncer dans la misère : on se reproche l'encouragement qu'on a pu leur donner. On devient plus sévère, on a le certificat favorable moins facile aussi, lorsqu'on voit chaque année grossir le flot montant des exagérateurs et des sinistrosés, quand ce ne sont pas de simples simulateurs, qui se gaussent de vous. On ne peut pas supprimer le certificat officieux, c'est le droit absolu du blessé de placer sa confiance là où il veut. Cependant, comme, *à l'origine de toute sinistrose, il y a un certificat officieux*, il est légitime de chercher comment le rendre moins nocif.

Les Compagnies d'assurance demandent aussi très souvent aux médecins des certificats officieux, soit pour produire en justice à l'encontre de ceux apportés par le blessé, soit simplement pour se renseigner sur l'état exact de l'accidenté. Celui-ci est alors présenté à un consultant autorisé par le médecin traitant, c'est ce qu'on a appelé la *consultation médico-légale*. Lorsque le médecin traitant a été choisi par le blessé, tout est pour le mieux, puisque les intérêts adverses sont également représentés. Le plus souvent ces consultations ne soulèvent aucune difficulté. Si le blessé s'opposait à l'examen par le médecin désigné par la Compagnie, celle-ci sait bien que l'article 4 de la loi du 31 mars 1905 l'autorise à s'adresser au juge de paix, qui assurera au médecin de la Compagnie l'accès auprès du blessé, à la seule condition de donner rendez-vous au médecin de celui-ci par lettre recommandée. La consultation ainsi comprise ne peut avoir que des avantages. Elle précise la situation, peut servir de base à une conciliation, amener une solution rapide et prévenir les complications névropathiques que nous étudions.

Il serait très désirable que les certificats officieux fussent remplacés par une consultation semblable. Il suffirait pour cela que le médecin, sollicité par un blessé de lui fournir un certificat, lui propose une consultation avec le représentant de la Compagnie. Il en résulterait seulement un petit supplément de frais que les Compagnies ne se refuseraient pas à payer. Sans doute il est difficile d'obtenir des médecins un accord unanime, il y aurait toujours des médecins pour accorder le certificat demandé, mais ils deviendraient rapidement la minorité, et, l'autorité de leurs constatations diminuant, on leur en demanderait de moins en moins.

Dans l'application de la loi sur les accidents du travail, le médecin a un rôle capital, et puisque ici nous cherchons à faire le bilan, la part de responsabilité de chacun dans la pathogénie des états névropathiques qui nous occupent, nous devons bien avouer qu'il faut très souvent incriminer notre *ignorance*. Dans cette pathologie très spéciale, tout d'un coup apparue, faite presque uniquement de symptômes subjectifs invérifiables, le médecin expert a été dérouté. Constamment en garde contre la simulation ou l'exagération, mais dans l'impossibilité presque toujours de la démontrer, se défiant encore plus de sa propre science, il est obligé trop souvent, avec un diagnostic vague, d'apprécier le taux d'incapacité avec son sentiment et son sens clinique plus qu'avec des raisons précises. Il est trop naturel alors que le doute, la peur d'une injustice criarde, la pitié, rendent ces appréciations un peu larges. Il en est résulté dans certains cas de véritables foyers épidémiques de sinistrose, dont il serait intéressant que les Compagnies d'assurance fassent la géographie.

Est-ce à dire qu'il faille passer à une sévérité outrée? Bien entendu il ne peut être question de cela. Il faut que nous soyons *justes*. On nous demande des certitudes et nous ne pouvons donner que des probabilités ; qu'elles soient au moins aussi approchées que possible. Peu à peu nous verrons clair dans ce chaos, si, à la suite de Brissaud, nous voulons bien accorder à l'examen de l'état mental des malades l'importance qu'il mérite. Par une meilleure classification des états névropathiques post-traumatiques, par une connaissance plus exacte de leurs divers facteurs pathogéniques, il faut que nous arrivions à donner des bases précises non seulement à la justice distributive des tribunaux, mais encore à une prophylaxie rationnelle à laquelle collaboreront le législateur, les Compagnies d'assurances, les ouvriers eux-mêmes.

3° **Les suites légales ; la misère, facteur de neurasthénie ou de révolte.** — On n'a pas suffisamment accordé d'attention à ce fait qu'un accident, s'il peut parfois dans la suite constituer une véritable aubaine, est toujours une cause de misère immédiate. L'ouvrier est rarement prévoyant, il vit au jour le jour. Voici un accident de deux mois : le demi-salaire ne suffit plus à la maisonnée ; c'est le crédit ouvert chez le boulanger et le boucher ; ce sont les petites dettes qui s'accumulent. La misère imprime au cœur du blessé le découragement qui neurasthénise, quand elle ne souffle pas à son cerveau les idées de révolte, la psychose de revendication ; c'est affaire de réaction individuelle. Le législateur de 1898 a été mal inspiré, à notre avis, en supprimant pour *tous* les cas l'indemnité globale unique. Quelques centaines de francs données au soixantième jour à une fracture de jambe normalement consolidée mettraient l'aisance dans la maison de l'ouvrier, le forceraient à la reprise du travail, préviendraient neurasthénie et sinistrose, économiseraient à la Compagnie deux cent quarante jours de demi-salaire ou d'hospitalisation, sans compter les frais de toute sorte et l'obtention éventuelle d'une rente par le blessé. Tout le monde y trouverait son compte.

Il est bien vrai que le blessé, lorsque la rente qui lui est accordée ne dépasse pas 100 francs, peut réclamer le paiement en capital (art. 21). Lorsque la rente dépasse 100 francs, il peut demander « que le quart au plus du capital nécessaire à l'établissement de cette rente, calculé d'après les tarifs dressés pour les victimes d'accident par la Caisse des retraites pour la vieillesse, lui soit attribué en espèces » (art. 9). Avec ce capital, le blessé peut payer ses dettes et retrouver l'aisance. Oui, mais tout cela seulement après le délai de revision, trois ans. A ce moment, il y a longtemps que sinistrose ou neurasthénie sont constituées ; il est trop tard.

Je sais bien qu'on peut faire valoir contre l'indemnité globale des raisons en apparence très sérieuses. On a craint que l'ouvrier se laisse tenter par l'appât d'une grosse somme à toucher immédiatement, abandonne ses droits contre une réparation insuffisante, dilapide rapidement l'argent obtenu et retombe à la charge de la collectivité. On l'a considéré comme un mineur, qu'il faut protéger contre lui-même, comme un incapable insoucieux de ses véritables intérêts. Ces craintes, dans l'immense majorité des cas, nous paraissent tout à fait injustifiées. L'ouvrier de nos jours, comme tout autre, est parfaitement conscient et bon ménager de ses droits. Il n'y a qu'à considérer ce qui se passe, en dehors de la loi de 1898, sous le régime du droit commun, quand il s'agit par exemple d'un accident causé par un automobile. A-t-on vu un accidenté céder inconsidérément à l'appât d'une somme quelconque? Ne le voit-on pas au contraire défendre âprement ses droits? Les Compagnies, d'ailleurs, le savent si bien qu'elles se gardent de toute proposition avant que le blessé n'ait formulé le chiffre de ses prétentions. En cas d'incapacité à se défendre, le blessé trouverait toujours un conseil et un soutien dans les diverses organisations ouvrières. Il aurait d'ailleurs vite fait son éducation. Non, il n'y a pas à craindre que les Compagnies abusent de la candeur de l'ouvrier, pour obtenir contre une réparation insuffisante l'abandon de tous ses droits.

Est-il à craindre davantage que l'ouvrier dilapide rapidement les fonds obtenus et retombe infirme à la charge de la collectivité? C'est encore le considérer comme un incapable. Mais alors, lorsqu'il fait un héritage, pourquoi ne pas lui donner un conseil judiciaire? Tout cela n'est guère sérieux.

Il serait facile d'ailleurs d'entourer de toutes les garanties la transaction qui fixerait le chiffre de l'indemnité globale définitive. Il suffirait qu'elle se fasse, comme la conciliation, devant le président du tribunal civil, après expertise médicale. Dans tous les cas suspects, le président n'aurait qu'à refuser de l'autoriser. La transaction deviendrait une des formes de la conciliation. Duchauffour (1), qui a spécialement étudié cette dernière, fait remarquer qu'elle donne les meilleurs résultats pour les petits accidents, lorsque la rente accordée ne dépasse pas 100 francs. L'ouvrier accepte alors volontiers, car il sait que la loi l'autorise à toucher en capital la somme correspondante ; il ne semble pas qu'il ait eu jamais à s'en repentir. Pourquoi ne pas étendre cette faculté, sinon à tous les cas, du moins à un grand nombre, qui seraient à déterminer par le législateur ou le juge?

L'objection la plus sérieuse est celle-ci : la revision serait supprimée et, dans les cas d'aggravation subséquente, le blessé serait désarmé, n'aurait plus de recours. De même qu'on a prévu le cas du patron insolvable, de même pourrait-on créer une caisse spéciale alimentée par des prélèvements sur les indemnités globales et des-

(1) DUCHAUFFOUR, Manuel de conciliation. J.-B. Baillière et fils, 1906.

tinée à venir en aide aux incurables tombés dans la misère.

Tout cela est affaire du législateur. Restant sur le terrain purement médical, nous tenons simplement à affirmer ceci : *la loi de 1898, par certaines de ses dispositions, a créé toute une pathologie spéciale.* Il convient de la reviser (1).

4° Le milieu, les camarades, les agents d'affaires. — Nous avons indiqué déjà qu'il existe de véritables foyers épidémiques de sinistrose. Multiples sont les conditions qui favorisent leur éclosion : mécontentement et germes de révolte dans les milieux ouvriers, rapports tendus avec le patron ou la Compagnie d'assurance, croyance justifiée ou non à une exploitation et désir de la revanche... Là-dessus, tout ce qui se raconte entre camarades, d'une part les exemples d'ouvriers paraissant avoir une blessure légère et définitivement estropiés, d'autre part les sinistroses à dénouement heureux, les vantardises de ceux qui, bien rentés, ont doublé le cap de la revision. Puis les créanciers qui s'intéressent au sort... de leur créance, les meneurs qui s'établissent conseillers, enfin tous les agents d'affaires véreux, les « *corbeaux* » avec leurs rabatteurs, même parfois, osons l'avouer, les médecins marrons suggestionneurs et éducateurs à rebours... Tout cela a été dit et redit.

Quels remèdes? L'hôpital? Non, les résultats sont presque toujours, dans les cas qui nous occupent, franchement mauvais. Le médecin ne peut s'occuper de l'état mental, et c'est la chose qui importe avant tout. Les cli-

(1) Il suffirait d'un article unique :

« Le patron et l'ouvrier blessé peuvent, d'un commun accord, avec l'autorisation du président du tribunal civil, abandonner le bénéfice de la loi de 1898 et se mettre sous le régime du droit commun ».

Cet article viendrait en addition à l'article 2 qui dit :

« Les ouvriers et employés désignés à l'article précédent ne peuvent se prévaloir, à raison des accidents dont ils sont victimes dans leur travail, d'aucunes dispositions autres que celles de la présente loi. »

niques particulières appellent le plus souvent les mêmes remarques : on y traite parfaitement la lésion, mais c'est tout. Les instituts mécanothérapiques? On en attendait merveilles : de fait, ils ont rendu service dans un grand nombre de cas, non seulement par une plus rapide *restitutio ad integrum* des articulations, des tendons, des muscles, mais aussi par leur action suggestive et psychothérapique. On en a abusé, leur prestige s'en va.

L'ouvrier guérirait chez lui, au milieu des siens, dans le cadre de ses habitudes, mieux que partout ailleurs, à la condition d'y vivre dans une atmosphère de confiance, de sécurité, de paix. Les chefs d'entreprise et les Compagnies d'assurance auraient dû comprendre cela et y apporter toute leur attention. La lutte, dont nous avons indiqué les phases, n'est profitable à personne, aux Compagnies moins qu'à tout autre ; si les ouvriers y gagnent rarement, la Compagnie y perd toujours. D'un côté de longs mois de misère et d'inquiétude, l'entraînement et l'habitude du travail perdus, souvent une énergie faussée, tout cela mal compensé par une petite rente dont les arrérages sont dépensés d'avance ; de l'autre côté une perte sèche. Fortes de leur organisation, de leur puissance financière, les Compagnies d'assurance auraient dû comprendre que c'est à elles de faire des concessions, toutes les concessions. Au lieu de leur parcimonie exacte, une bourse largement ouverte à la misère ; de la part de leurs agents, au lieu de la fierté méprisante, de l'arrogance et des attitudes soupçonneuses, de la courtoisie, de la bienveillance, de la bonté même ; voilà ce que réclame leur intérêt bien entendu, quitte, dans certains cas, à titre d'exemple, à faire preuve de sévérité excessive.

Tel est, à notre avis, le seul moyen de neutraliser l'influence suggestive et éducative mauvaise du milieu, des camarades, des agents d'affaires.

5° **La façon dont s'opère la reprise du travail.** — Tout accident même léger, par l'oisiveté forcée et la perte de l'entraînement qu'il occasionne, laisse une incapacité momentanée. *L'entraînement doit se refaire* et la reprise du travail doit être *progressive*. Déchargés de toute responsabilité par leur assurance, les chefs d'entreprise ne s'inquiètent pas assez de cela. Lorsque l'ouvrier revient à l'usine, trop souvent on le remet au même travail qu'auparavant. Constatant la défaillance de ses forces et ne se l'expliquant pas, l'ouvrier se croit plus profondément atteint qu'il ne l'avait pensé. Il serait facile de prévenir ce découragement : les chefs d'entreprise mettraient l'ouvrier à un travail moins pénible, tout en lui maintenant l'intégralité de son salaire ; la Compagnie d'assurance rembourserait au chef d'entreprise la différence entre le salaire payé et celui réellement gagné.

§ 2. — LE BLESSÉ DEVANT LES EXPERTS. LES FORMES DE LA SINISTROSE

La sinistrose peut être *pure*, constituer à elle seule toute la maladie, ou bien s'associer soit à des lésions organiques traumatiques qu'elle exagère et entretient, soit à des troubles divers que le malade attribue faussement au traumatisme, soit enfin à la simulation ou à l'hystérie. Nous ne croyons pas qu'elle s'associe à la neurasthénie traumatique ; nous avons déjà vu que, dans les mêmes circonstances, les blessés, suivant leur tempérament et leurs réactions propres, évoluent les uns vers la neurasthénie, névrose de découragement, les autres vers la sinistrose, névrose de révolte, mais non simultanément vers les deux. Elles peuvent peut-être se succéder, non s'associer, à notre avis du moins.

1° **La sinistrose pure.** — C'est une maladie uniquement mentale, une psychonévrose, mais une maladie véritable, authentique. Nous en avons montré les étapes : à l'origine, un *état émotif*, le sentiment du danger couru, du dommage subi ; puis une *idée fixe*, celle de la réparation, de la revanche ; enfin de nouveau un *état émotif secondaire*, l'obsession grandissante, qui peu à peu envahit, submerge à son profit toute l'activité mentale, résiste à tout raisonnement, à toute démonstration, devient véritablement délirante.

Comme toute obsession, celle-ci a son retentissement organique : de l'insomnie d'abord, souvent de l'anorexie et des troubles dyspeptiques, de l'amaigrissement et une certaine perte des forces ; surtout une déviation de l'activité cérébrale, l'impossibilité de fixer son attention sur d'autres objets ; tout cela, bien entendu, mis sur le compte du traumatisme. Le blessé passe ses jours et ses nuits à s'étudier et se palper, attentif au moindre malaise, à la plus petite souffrance, se suggestionnant à plaisir. Le voici devant les experts avec des douleurs multiples, dont les localisations et les irradiations « sont d'une fantaisie que l'anatomie du système nerveux n'avait guère prévue avant 1898 » (Brissaud), algies d'origine centrale, véritables *hallucinations représentatives* (Brissaud).

A l'examen mental, il apparaît alors comme un *obsédé hypocondriaque, avec délire de revendication.*

A l'examen somatique, *rien*, absolument *rien*, dans les cas purs. La blessure, souvent très légère, n'a laissé aucune trace. La plupart du temps, cependant, c'est à son niveau que le malade localise ses malaises, mais pas toujours.

2° **Les sinistroses associées.** 1° SINISTROSE ET LÉSIONS TRAUMATIQUES. — Voici le tableau bien connu de Bernacchi :

Pour une même fracture, en moyenne huit à neuf fois plus de journées d'hôpital, lorsque le malade est assuré !

Pour achever de guérir, il faudrait le *vouloir*, faire les mouvements nécessaires, qui feraient disparaître les œdèmes, assoupliraient les articulations, rendraient la force aux muscles. Guérir ! Mais le blessé n'y tient pas.

Il n'y a pas besoin d'ailleurs d'une lésion aussi grave qu'une fracture. Voici une petite plaie infectée d'un doigt.

Elle est guérie depuis longtemps, et le médecin s'étonne de trouver la région encore œdématiée, cyanosée, douloureuse, les articulations raides ! Depuis des semaines le blessé tient le membre supérieur tout entier soigneusement immobile, car il ne tient pas à guérir. Il triomphe en voyant l'enflure persister, les jointures devenir de plus en plus raides et douloureuses. Ah ! il savait bien, lui, que c'était grave, et il faudra bien que la Compagnie paie. Et ainsi pour toutes les blessures, quelles qu'elles soient. Pour guérir, il faut *vouloir guérir*, et le blessé ne le veut pas. Il a, comme le dit Brissaud, une *inhibition de la bonne volonté*. Notez qu'il est de bonne foi, croit très sincèrement être gravement malade, ne simule pas, n'est pas hystérique. Il use, comme d'une arme, de lésions qu'il est heureux de voir persister.

2° La sinistrose et les méiopragies organo-traumatiques. — Nous avons expliqué plus haut en quoi consistaient ces déchéances brusques, dont la cause réelle est une lésion préexistante au traumatisme, et dont celui-ci n'a fait que précipiter l'évolution. Il ne s'agit pas là d'une prédisposition, mais bien d'une maladie constituée avant le traumatisme, et il n'y a pas lieu d'appliquer à ces cas la jurisprudence qui s'est établie pour ce qu'on a appelé les « états antérieurs ». Un scléreux qui, après un traumatisme, présente plus ou moins rapidement de la dyspnée, de l'enflure des jambes, de l'albuminurie, ne peut prétendre mettre sa maladie sur le compte de l'accident. L'ouvrier intelligent, et que la sinistrose ne travaille pas, le comprend facilement.

TABLE DES MATIÈRES

3514-12. — Corbeil. Imprimerie Crété.

www.ingramcontent.com/pod-product-compliance
Ingram Content Group UK Ltd.
Pitfield, Milton Keynes, MK11 3LW, UK
UKHW021111200726
13857UKWH00003B/1193

9 782012 462847